mensch & tier

Anne Kahlisch Markgraf

Tiergestützte Interventionen für Menschen mit Demenz

Mit zahlreichen Abbildungen und Onlinematerialien

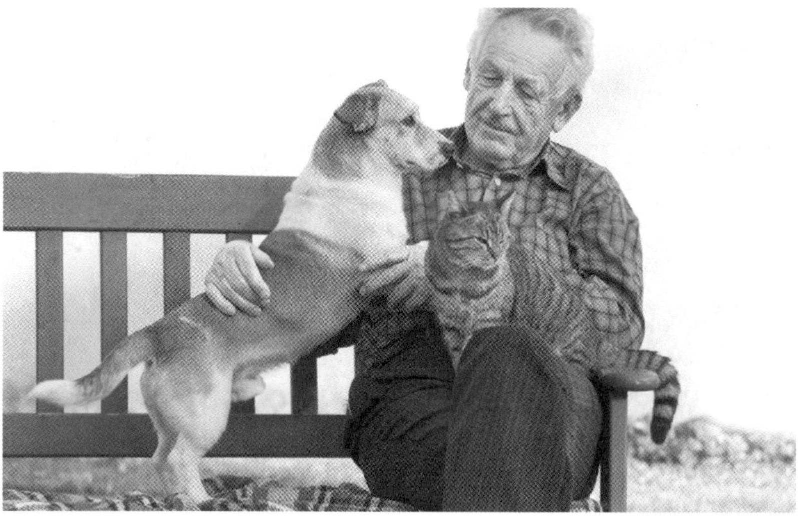

Ernst Reinhardt Verlag München

Dipl. Soz.-Päd. *Anne Kahlisch Markgraf*, Brandenburg, ist Fachkraft für tiergestützte Arbeit mit Hund und Pferd. Sie arbeitet mit diversen Tieren u. a. in Seniorenheimen und ist als Dozentin für tiergestützte Interventionen tätig.

Hinweis

Soweit in diesem Werk eine Dosierung, Applikation oder Behandlungsweise erwähnt wird, darf der Leser zwar darauf vertrauen, dass die Autoren große Sorgfalt darauf verwandt haben, dass diese Angabe dem Wissensstand bei Fertigstellung des Werkes entspricht. Für Angaben über Dosierungsanweisungen und Applikationsformen oder sonstige Behandlungsempfehlungen kann vom Verlag jedoch keine Gewähr übernommen werden. -- Die Wiedergabe von Gebrauchsnamen, Handelsnamen, Warenbezeichnungen usw. in diesem Werk berechtigt auch ohne besondere Kennzeichnungen nicht zu der Annahme, dass solche Namen im Sinne der Warenzeichen- und Markenschutz-Gesetzgebung als frei zu betrachten wären und daher von jedermann benutzt werden dürften.

Bibliografische Information der Deutschen Nationalbibliothek

Die Deutsche Nationalbibliothek verzeichnet diese Publikation in der Deutschen Nationalbibliografie; detaillierte bibliografische Daten sind im Internet über <http://dnb.d-nb.de> abrufbar.

ISBN 978-3-497-02940-2 (Print)
ISBN 978-3-497-61334-2 (PDF-E-Book)
ISBN 978-3-497-61335-9 (EPUB)

Printed in EU
Covermotiv: © istock.com / jevtic
Satz: FELSBERG Satz & Layout, Göttingen

Ernst Reinhardt Verlag, Kemnatenstr. 46, D-80639 München
Net: www.reinhardt-verlag.de E-Mail: info@reinhardt-verlag.de

Inhalt

Die Onlinematerialien **Download 1** bis **Download 15** finden Sie unter www.reinhardt-verlag.de/de/downloads/.
Das Passwort zum Öffnen der Dateien finden Sie am Ende des Buches (S. 157).

Geleitwort von Ursula Lehr

Die BAGSO, die Bundesarbeitsgemeinschaft der Senioren-Organisationen, deren Ehrenvorsitzende ich jetzt bin, setzt sich seit ihrer Gründung im Jahr 1989 auch für das Wohlbefinden älterer Menschen und für eine gute gesundheitliche und pflegerische Versorgung alter Menschen ein. Dabei hat die Verbesserung der Lebensqualität der in einer Pflegeeinrichtung wohnenden Menschen einen besonderen Stellenwert.

So hat die BAGSO durch ihren GERAS-Wettbewerb seit 2016 Aktivitäten, die in vorbildlicher Weise das Leben von Menschen, die in einer Pflegeeinrichtung wohnen, verbessern und bereichern, ausgezeichnet und diese publik gemacht.

Als eine der Preisträger(innen) des Wettbewerbs 2018 „Leben mit Tieren in Pflegeeinrichtungen" habe ich Anne Kahlisch Markgraf, die Autorin dieses Buches, und ihre Arbeit im Senioren- und Pflegezentrum Brandenburg kennengelernt.

Dass Tiere eine positive Wirkung auf viele alte Menschen und insbesondere auf Demenzkranke haben, ist vielfach belegt: Diese positive Wirkung wurde in den zahlreichen Beispielen der Bewerbungen sehr anschaulich beschrieben.

Häufig war die Rede davon, dass der wie auch immer geartete Kontakt zu einem Hund, einem Meerschweinchen oder zu einem Schaf ein Lächeln in das Gesicht des alten Menschen zauberte, der ansonsten kaum noch Regungen zeigte. Es scheint wirklich so zu sein, dass Tiere etwas bewirken können, das uns Menschen versagt ist. Sie bestätigen somit das, was die BAGSO in ihrer Ausschreibung des GERAS-Preises wie folgt formulierte:

„Ein Tier gibt Zuwendung, es ermöglicht den für das Wohlbefinden oft so wichtigen Körperkontakt, es akzeptiert den Menschen ohne Wenn und Aber und vermag damit das Selbstwertgefühl eines Menschen zu stabilisieren. Es hilft auch dabei, wieder mit anderen Menschen in Kontakt und ins Gespräch zu kommen. Tiere können ein ‚Türöffner' in die Welt der an Demenz erkrankten Menschen sein. Sie geben Geborgenheit, sie sorgen in einem manchmal monotonen Alltag für Abwechslung und Freude und regen zum Sprechen und zum Spielen an. Tiere verlassen Menschen in schwierigen Lebenssituationen, die z. B. von Depression oder Resignation gekennzeichnet sind, nicht. Sich um ein Tier zu kümmern und für dessen Wohlergehen zu sorgen, vermittelt Menschen das Gefühl, gebraucht und gefordert zu werden und kann das Empfinden, überflüssig zu sein, verhindern."

Zwei ausgewiesene Experten auf dem Gebiet der tiergestützten Therapie, Prof. Dr. Erhard Olbrich und Dr. Carola Otterstedt, haben bereits in den 1990er Jahren die erstaunliche Wirkung in einem Buch beschrieben, das sie kurz und knapp „Menschen brauchen Tiere" nannten.

Ich begrüße es sehr, dass Anne Kahlisch Markgraf, die sich bereits in vier Veröffentlichungen mit dem Einsatz von Tieren – in der Kita, Schule und im Pflegeheim – befasst hat, sich vor dem Hintergrund der neuesten Entwicklungen in Theorie und Praxis abermals dieses wichtigen Themas annimmt.

Ich wünsche dem fachlich fundierten und durch zahlreiche Beispiele praxisnah gestalteten Buch viele Leserinnen und Leser.

Möge es sie alle dazu motivieren, die erstaunlichen Möglichkeiten einer tiergestützten Therapie noch stärker zu nutzen als bisher – zum Wohle älterer pflegebedürftiger Menschen.

Den Wert einer tiergestützten Therapie sollte man aber auch erkennen im Bereich der Prävention: als Burn-Out-Prophylaxe für die Angestellten in Pflegeeinrichtungen, für die ein kurzer Kontakt mit dem Tier oft ein kurzes Entfliehen aus dem stressigen Pflegealltag ist.

Aber auch zur Vermeidung von Depressionen im Alter, um Pflegebedürftigkeit zu vermeiden. Schon vor einem halben Jahrhundert gab der bekannte amerikanische Psychologe und Gerontologe Bob Havinghurst Menschen einen Rat fürs Älterwerden, für das Berufsende: Man schaffe sich einen Hund an, dann hat man eine Aufgabe, wird gebraucht, hat außerdem wieder eine Rhythmisierung des Tagesablaufs, für die zuvor der Beruf sorgte, hat selbst die notwendige Bewegung und kommt mit vielen anderen Hundehaltern in Kontakt, vereinsamt nicht!

März 2020

Professorin Dr. Ursula Lehr,
Vorsitzende der Jury des GERAS-Preises 2018
und Ehrenvorsitzende der BAGSO

Vorwort

„Ein gut versorgter Demenzkranker ist ein glücklicher Mensch. Er lebt im Hier und Jetzt, er hat keine Angst vor Vergangenheit und Zukunft."
(Prof. Dr. med. Hans Georg Nehen, 2019)

Dieses Zitat bringt es auf den Punkt, warum dieses Buch entstanden ist. Tiere sind von immer mehr Einrichtungen, welche an Demenz erkrankte Personen versorgen, akzeptiert und gewünscht. Für mich persönlich ist ein wirklich gut versorgter Bewohner, bei welchem Tiere in der Biografie eine wichtige Rolle spielen, erst richtig gut versorgt, wenn er auch in einer Vollzeitpflege noch Zugang zum Tier bekommt.

Das erfordert jedoch einige Planung, Grundlagenwissen und immer auch einen kritischen Blick auf das Wohl aller Beteiligten. Ganz anders, als es bei meinem Einstieg in die tiergestützte Intervention vor gut 20 Jahren noch war. Als Studentin erfüllte ich mir den Traum vom eigenen Hund. Timmi, ein etwa acht Jahre alter Cocker-Mischling, zog bei mir ein. Schnell merkte ich, dass er alte, rauchende Männer besonders anziehend fand. Ich nehme stark an, dass das mit seinem Leben vor der Zeit bei mir zu tun hatte. Und um nun als Ersthundehalter seinen Hund artgerecht zu halten, mussten alte Männer her. Aber woher nur, so als junge Studentin? Genau, ab in die Freiwilligenzentrale, das „Problem" geschildert und eine Adresse von einem Seniorenheim direkt um die Ecke bekommen. Dort waren sie gleich begeistert von uns, wollten aber rein gar nichts sehen. In den Impfausweis wurde pro Forma hineingeschaut, wenn ich ihn doch schon einmal dabei hatte. Von den Krankheiten der Bewohner hatte ich keine Ahnung – wie auch, als Jurastudentin direkt nach dem Abitur. So kam es, dass ich oft überfordert war. Wenn ich als Tochter fehlinterpretiert wurde oder ich manchmal gemocht wurde, dann aber wieder auf Ablehnung stieß. Denn ich musste aus Gründen des Personalmangels meine Besuche relativ schnell alleine durchführen.

Meinem Timmi machte alles nichts, er hatte seine Senioren, die er über alles liebte und mir damit eine Menge für mein Leben mitgab. Natürlich sollte man es heute nicht mehr so machen! So zeigt mein Beispiel jedoch auch die oft nur gut gemeinte Naivität der Beteiligten, welche man auch heute noch in der Praxis antrifft. Bei mir folgte relativ schnell eine Professionalisierung im Bereich der tiergestützten Interventionen bis dahin, dass ich heute dabei bin, diese Zeilen für Sie zu schreiben.

Dieses Buch ist für alle gedacht, welche Tiere im Bereich der Alltagsgestaltung von an Demenz erkrankten Personen etablieren wollen. Aber auch für alle, welche es schon tun und ihre Arbeit reflektieren oder ausbauen möchten.

Zuerst bekommen Sie Theorie zum Thema Demenz. Ich werde Ihnen die für mich wichtigsten Konzepte mit Bezug zur tiergestützten Arbeit vorstellen. Dann folgt Theorie zum tiergestützten Bereich. Auf einzelne Tierarten und insbesondere die Anforderungen an deren Haltung sowie leicht umsetzbare Ideen für Ihren tiergestützten Alltag wird danach eingegangen. Bei den Ideen war es mir wichtig, dass die Tiere eher „Beiwerk" sind und nicht instrumentalisiert werden. Vieles kennen Sie möglicherweise schon aus Ihrer täglichen Arbeit, haben es aber vielleicht noch gar nicht unter dem Gesichtspunkt der biografiebezogenen Arbeit mit Hinblick aufs Tier gesehen.

Ich möchte mit diesem Buch aus der Praxis eine kleine Einführung in diesen großen Bereich geben. Mehr ist nicht möglich. Es soll neugierig machen! Neugierig auf vertiefende (wissenschaftliche) Literatur, neugierig auf Weiterbildungen, neugierig darauf, auszuprobieren und zu schauen, welche tollen Momente Sie mit Ihren Tieren und Ihren Bewohnern erleben können. Zum Neugierigsein regen zudem kleine Praxisberichte mit Kontaktdaten von Trägern an, welche tiergestützt im Demenzbereich arbeiten. Alle freuen sich über Interesse an ihrer Arbeit – wenn also jemand bei Ihnen in der Nähe ist: Rufen Sie an und vereinbaren Sie ein Treffen!

Vielleicht werten Sie auch das ein oder andere Arbeitsmaterial aus diesem Buch aus. Im Verlauf meiner langjährigen Arbeit im Bereich der tiergestützten Interventionen sind viele Dokumente entstanden, welche Sie mit diesem Buch auch nutzen dürfen. Diese sind allgemein gehalten, passen Sie diese bitte immer unbedingt auf Ihre individuelle Situation und Ihre Tiere an. Es gibt in diesem Bereich mit dem Erscheinungsdatum des Buches noch keine allgemeingültigen Dokumente, nur Erfahrungen. Die bereitgestellten Dokumente sind als kleine Arbeitshilfe und Orientierung für Sie gedacht, das allerdings ohne Gewähr auf Vollständigkeit und Korrektheit. Haben Sie bitte auch immer kritisch neue Entwicklungen im Blick, diese können eine Buchveröffentlichung schnell einmal einholen.

Kurz noch einige Worte zu mir. Ich habe seit 2002 mit vielen Tieren Erfahrungen im Bereich der tiergestützten Interventionen sammeln dürfen. Mit meinen Hühnern oder den Meerschweinchen. Eines der ersten Meerschweinchen, „Alfi“, ein Notfall einer Kollegin, war etwas ganz Besonderes, das perfekte Therapiebegleitmeerschweinchen, absolut menschenbezogen. Mittlerweile lebt der vierte Hund bei mir. Über einen Therapiebegleithof durfte ich auch mehrere Jahre aktiv die Arbeit mit Pferden, Ponys, Kaninchen, Zwergschweinen und Katzen begleiten. Nach meinem Studium der Sozialpädagogik/Sozialarbeit (Jura war doch nicht so meins) war ich mit einer Unterbrechung von 2007–2019 im Bereich der Altenhilfe und Demenzberatung tätig, bevor ich mich 2019 beruflich auf den pädagogischen Bereich spezialisierte. Eine Weiterbildung zur tiergestützten Arbeit schloss ich 2007 ab. Seit 2009 bildete ich Besuchshundeteams, seit 2013 auch Therapiebegleithundeteams aus.

Kontaktdaten:
therapiehunde-brandenburg@gmx.de
therapiehunde-brandenburg.de
Facebook-Gruppe: Therapiebegleit-/Schul-/Besuchshund-Ideengruppe
Facebook-Seite: Therapiebegleithund BB&B

Zuletzt noch zwei Hinweise: Alle im Buch genannten Internetquellen wurden, soweit nicht anders angegeben, am 25.08.2019 letztmalig vor Veröffentlichung aufgerufen. Zur besseren Lesbarkeit wird daher im Folgenden bei Homepages auf ein Datum des Aufrufes verzichtet.

DANKESCHÖN
Dieses Buch wäre ohne die Unterstützung vieler fleißiger Helfer nicht möglich gewesen. Danke, dass Ihr kritisch über das Geschriebene geschaut habt und Euer Fachwissen zu den Tieren oder Fotos beigesteuert habt.

Liebe Lisa-Christine Brüll, Prof. Dr. Lehr, Ursula Lenz, Susann Junge, Ewa Hadel, Geschwister Tiemeshen, Eva Kullmann, Olga Weinert, Gabriele Binder, Anja Ihme und Svenja Becker,

lieber Matthias Rottler, Norbert Lorenz, Peter Bodenbach und Andreas Landgraf und alle Träger vom Kapitel 3, vielen Dank für Eure Unterstützung, ohne Euch wäre das Buch nicht so geworden, wie es ist!

Besonderer Dank gilt meiner Familie, die mich immer in meinen Projekten unterstützt hat, sowie meinen wunderbaren Tieren, die ich bisher begleiten durfte.

März 2020 Anne Kahlisch Markgraf

1 Theoretischer Input Demenz

Demenz als Begriff hat in den letzten Jahrzehnten durch das Engagement der Alzheimer-Gesellschaften, engagierter Angehöriger, Beratungsstellen und auch dank prominenter Betroffener, welche offen damit umgingen, sowie dank mehrerer Kinofilme begonnen, sich zu enttabuisieren. Dennoch ist die Unwissenheit in Sachen Demenz groß. Das fängt schon mit dem Krankheitsbild an. Demenz steht als Oberbegriff für degenerative Abbauprozesse im Gehirn. Das heißt, dass kognitive Leistungen schwächer werden und darüber hinaus, dass es zu Änderungen der Persönlichkeit, im Sozialverhalten und der Stimmung kommen kann. Alles zusammen führt dann im Verlauf der Krankheit zu Einschränkungen in der Alltagskompetenz. Normale tägliche Anforderungen wie etwa Einkaufen, Kochen, Planung des Tages, Autofahren, aber auch Anziehen, Essen, Körperpflege etc. fallen erst schwer und dauern länger, werden dann fehlerhaft ausgeführt und irgendwann gar nicht mehr selbständig bewältigt.

Wichtig ist es, zu wissen, dass es sich bei „Demenz" um einen Oberbegriff für rund 50 verschiedene Krankheitsbilder handelt. Alle oben genannten Einschränkungen in der Alltagskompetenz können je nach Krankheitsbild im Verlauf anders ausgeprägt sein.

In Abb. 1.1 ist zu erkennen, dass die Alzheimer-Erkrankung inklusive der Mischformen mit weit über 70 % den größten Teil der Demenzformen darstellt. Daher bezieht sich dieses Buch in den folgenden Ausführungen ausschließlich auf die Alzheimer-Erkrankung.

Im Verlauf der Alzheimer-Erkrankung werden die Leistungen des Kurzzeitgedächtnisses des Erkrankten schleichend immer schlechter. Seine Alltagskompetenzen, Lern- sowie Reaktionsfähigkeiten werden immer geringer, dafür können Informationen des Langzeitgedächtnisses aber noch sehr lange und in einer teilweise sehr detailverliebten Präzision wiedergegeben werden. Die Erkrankung verläuft in drei Stadien – der leichtgradigen, mit-

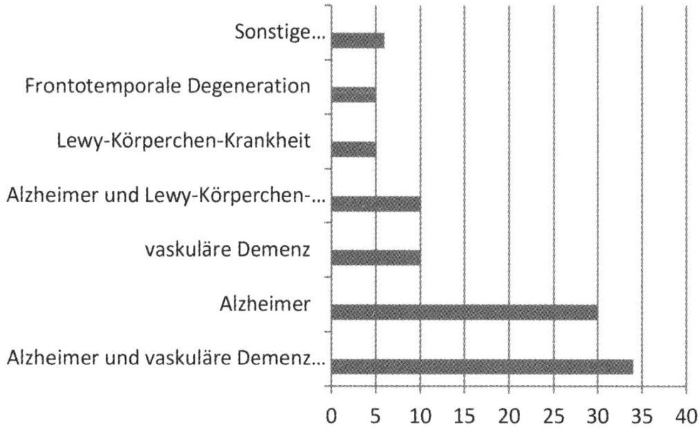

Abb. 1.1: Häufigkeiten einzelner Demenzformen (Kurz et al. 2018)

telschweren und schweren Demenz. Eine Dauer dieser Phasen kann nicht angegeben werden, sie zieht sich über mehrere Jahre, oft Jahrzehnte. Bei jüngeren Betroffenen (vor dem Rentenalter) hat die Krankheit oft einen schnelleren Verlauf als bei Spätbetroffenen, wo der Verlauf meistens sehr schleichend und langsam erfolgt.

In Kapitel 3 und Kapitel 4 werden Ihnen später leicht umsetzbare Einsatzideen für Tiergestützte Interventionen, untergliedert in die drei Demenzstadien, vorgestellt. Das Krankheitsbild der Alzheimer-Demenz kann im Rahmen dieses Buches lediglich angeschnitten werden, zur weiteren Vertiefung empfiehlt sich Fachliteratur sowie Fortbildungen.

Literaturtipp

Kurz, A.; Freter, H.-J.; Saxl S.; Nickel, E. (2018): Demenz. Das Wichtigste. Kostenlos zu beziehen über: shop.deutsche-alzheimer.de/broschueren/

Bundesministerium für Gesundheit (2016): Ratgeber Demenz. Kostenlos zu beziehen über: bundesgesundheitsministerium.de/service/publikationen/pflege.html

Proske, M. (2018): Der Demenz Knigge.

Tab. 1.1: Die drei Stadien der Demenz.

Stadium	Einschränkung der Alltagskompetenz in der täglichen Lebensführung:	Unterstützungsbedarf oft nötig:
1. leicht	Nur gering, kann oft noch überspielt werden. Erste Stimmungsschwankungen und Gedächtnislücken, Wortfindungsstörungen oder Probleme in Handlungsabläufen (Bankgeschäfte, Leistungen im Haushalt/auf Arbeit, bei Besorgungen etc.) kommen vor. Das Erlernen neuer Fähigkeiten ist schwierig. Die Gefahr von Antriebsschwäche, Rückzug, sozialer Isolation und Depression ist groß.	Bei sehr komplexen Handlungsabläufen wo notwendig unterstützen (richtige Reihenfolge), Hilfestellung zur Vereinfachung der Abläufe (z. B. leichtere Rezepte kochen, Entrümpelung, um weniger Auswahl im Alltag zu haben, Kleidung ohne Knöpfe etc.). Strukturierung des Alltags mit Wochenplänen, Kalender, regelmäßigen Anrufen u.v.m. sowie gleichen Handlungsabläufen, sorgen für Sicherheit und Orientierung im Alltag. Soziale Kontakte sind wichtig. Diese finden gerade im ersten Stadium der Demenz oft einen Abbruch, daher ist auch die Begleitung zu sozialen Aktivitäten sehr empfehlenswert.
2. mittel	Die Krankheit kann nicht mehr verdeckt werden, Handlungsabläufe werden durcheinandergebracht oder Teile davon ausgelassen, die Sprache ist nicht mehr flüssig, oft fehlen Worte, der Umgang mit Zahlen und Geld fällt schwer. Leistungen des Kurzzeitgedächtnisses sind deutlich eingeschränkt, Erlebnisse von früher werden wichtiger und präsenter. Ein Leben allein ohne Pflegeperson ist aufgrund der starken Einschränkung der Selbstständigkeit im Verlauf des zweiten Stadiums nicht mehr möglich.	Bei den täglichen Abläufen (Körperpflege, Nahrungsaufnahme), indem einzelne Handlungsschritte mündlich angeleitet oder ergänzt werden müssen.
3. schwer	Umfassende Einschränkungen, ein Leben ohne Hilfe Dritter ist nicht mehr möglich. Personen werden (teilweise) nicht mehr erkannt, Gefühl für Ort und Zeit gehen verloren, inhaltsleere Sprache. Körperlicher Abbau kann sich in Gehschwäche, Schluckstörungen, Inkontinenz bis hin zur Bettlägerigkeit zeigen.	Bei jeder Tätigkeit.

1.1 Betreuungskonzepte

Es gibt keinen roten Faden, keinen Ablaufplan für den Kontakt mit an Demenz erkrankten Personen. Jeder Verlauf ist anders, jeder Tag ist anders, wir müssen die Fähigkeit haben, flexibel auf die Tagesverfassung unserer Klienten zu reagieren.

Dennoch gibt es speziell für den Kontakt mit an Demenz erkrankten Personen viele professionelle Konzepte, welche sich in der täglichen Arbeit bewährt haben. Drei davon möchte ich nachfolgend kurz vorstellen, da diese insbesondere im Bezug zur tiergestützten Arbeit einen hohen praktischen Wert haben. Diese Aufzählung ist natürlich nicht abschließend, es gibt viele tolle erfolgreiche Ansätze zur Betreuung von an Demenz erkrankten Personen. Hier muss wie immer jeder seinen eigenen individuellen Weg finden, mit welchem Ansatz man arbeiten möchte. Die nachfolgenden Konzepte folgen dem personenzentrierten Ansatz. Denn dieser fordert Fachkräfte dazu auf, an Demenz erkrankte Menschen in ihrer eigenen Welt verstehen zu wollen. Damit wird von der Fachkraft ein Selbstverständnis hin zur Individualität und weg vom rein medizinischen Krankheitsbild gefordert(Offensive Gesund Pflegen 2015,16).

1.1.1 Biografieorientierte Arbeit

Dies ist die wichtigste Grundlage für die Arbeit mit an Demenz erkrankten Personen überhaupt! Das „Hier“ und „Jetzt“ geht langsam verloren, aber das „Damals“ wird damit zeitgleich immer präsenter.

DEFINITION

Biografieorientierte Arbeit ist eine strukturierte Aufarbeitung zentraler Lebensereignisse und Lebensthemen, Vorlieben und Abneigungen einer Person. Von der Kindheit an bis zum aktuellen Moment. Es geht um die individuelle Lebensgeschichte des Klienten. Mit Hilfe einer guten biografieorientierten Arbeit kann im Idealfall auch Verhalten, bei dem eine Linderung sinnvoll ist, erklärt und individuell darauf eingegangen werden, zu welchem man sonst keinen Zugang findet (z. B. Wandern, Aggressionen, Angst, Agitation, etc.). Da bei dem Krankheitsbild der Demenz oft Erlebnisse, Vorlieben etc. aus der Vergangenheit in der Gegenwart wieder aktuell werden, ist es sinnvoll, dass eine gute biografieorientierte Arbeit, welche auch regelmäßig erweitert wird, einen hohen Stellenwert in der Arbeit von Fachkräften erhält.

Etwas über die Biografie der Klienten zu wissen, ist *die* Ressource in der Arbeit mit an Demenz erkrankten Personen. So finden Sie leicht einen Zugang zu Ihrem Klienten, kommen schnell ins Gespräch und können in Ihrer Methodik direkt daran anknüpfen.

Auch wenn das Tier, mit dem Sie arbeiten, vielleicht gar nichts mit dem Tier zu tun hat, das bei Ihrem Klienten eine wichtige Rolle gespielt hatte, so verbindet die gemeinsame Tierliebe und ebnet eine Brücke für den weiteren Verlauf Ihrer Besuche.

EXKURS

Im Rahmen meiner Arbeit in der tiergestützten Intervention (nachfolgend TGI genannt) gab es viele tolle Momente, welche immer in Erinnerung bleiben: Die nette alte Dame, die meinen Hund Timmi immer sehr liebevoll und schnell gedankenverloren streichelte. Ich wusste, was dann folgte – sie erzählte voller Wärme aus ihrer Kindheit und Jugend. Ihre Eltern waren Bestatter gewesen, und dazu benötigte man damals noch Kutsche und Pferd. Ihre Familie hatte zwei stolze schwarze Pferde, welche liebevoll umhegt wurden. Dann kamen meistens Tränen der Erinnerung und Freude. Pferde waren generell oft ein Thema, auch an der Front, auch hier standen immer die Verbundenheit zum Tier und die Kraft, die es gegeben hatte, im Vordergrund. Hunde und ihre Haltung sind auch häufig ein Thema. Damals war es oft deutlich anders: Hunde waren an der Kette auf dem Hof, aber genauso hört man von den im Haus lebenden Hunden, welche teilweise sogar mit ins Bett durften. Einmal wurde mein mittelgroßer Border-Collie-Mischling, als er auf einem Stuhl neben einem sehr dementen alten Herrn saß, mit einem großen Kaninchen verwechselt und für schlachtreif befunden. Ja auch das passiert und es ist absolut nicht schlimm. Ich wusste damit, dass er zu dem Thema Kaninchen einen Bezug hatte und so schauten wir uns von da an regelmäßig Fotos von Kaninchen an. Ich betreute eine Dame, deren Hund aus der Kindheit Moritz hieß, ihr Vater hieß Max, hier kann man jedes Mal schön an Wilhelm Busch anknüpfen. Aber kurz noch einmal zurück zu der Dame vom Anfang: Natürlich ist es für sie jedes Mal einfach nur schön gewesen, über Timmi die

Brücke zu den Pferden zu bekommen, aber am glücklichsten war sie , als ich eines Tages etwas Schweif mitbrachte.
Das ist biografieorientierte Arbeit!
Leider konnte ich damals im Rahmen des Besuchsdienstes keinen Kontakt zu einem Pferd herstellen, das wäre natürlich perfekt gewesen.

Biografieorientierte Arbeit setzt an das an, was im Gedächtnis ganz tief abgelegt ist. Sie ist mit Wertschätzung, Wärme und vor allem mit dem Ansatz: „Ich akzeptiere dich so wie du bist" verbunden. Ein Zugang zum Klienten fällt hierüber leicht. Daher ist es wichtig, sich aktiv wichtige Punkte aus der Biografie zugänglich zu machen. Gerade hier ist ein Informationsdefizit oft ein hoher Belastungsfaktor für die Fachkräfte.

Ein wichtiger Punkt im Rahmen Biografiearbeit für die TGI stellt auch das Erfragen nach erlebter oder ausgeübter Tierquälerei dar. Kein schöner Punkt, aber im Sinne Ihrer Tiere sehr wichtig!

„Bei Klienten mit erlebter oder ausgeübter Tierquälerei sollte der Experte abwägen, ob wirklich eine TGI die bestmögliche Intervention für diesen Klienten darstellt und ob er diese sicher für seine eingesetzten Tiere gestalten kann." (Beetz et al. 2018, 102)

TIPP

Unter Download 1 finden Sie einen **Beispiel-Biografiebogen** für die tiergestützte Arbeit. Dieser kann vor dem ersten Kontakt von einer Person, welche Ihren Klienten gut kennt, ausgefüllt werden. Einen richtig schön ausführlichen und preiswerten Biografiebogen, das „Album des Lebens", hat Beate Böser entwickelt, er ist im Eigenvertrieb unter https://www.boeserclan.de/die-infos/ erhältlich.

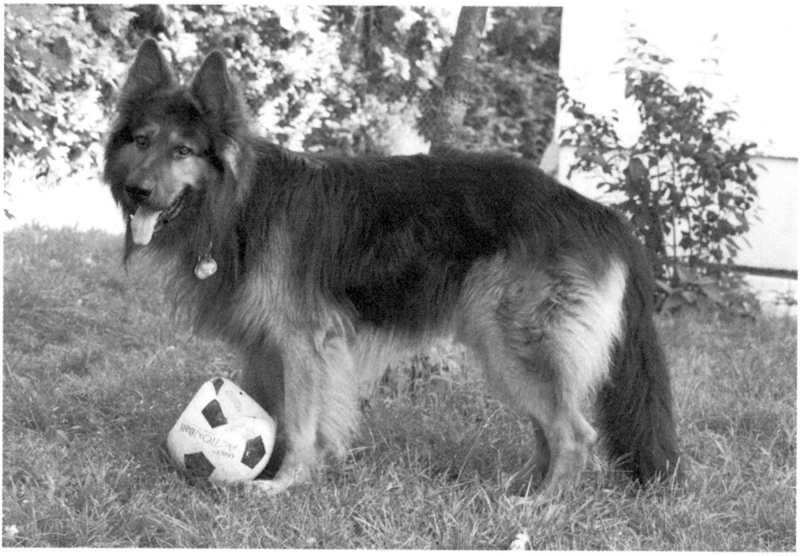

Abb. 1.2: Die im Download 14 bereitgestellten Bilder, wie hier vom altdeutschen Schäferhund Bary, eignen sich sehr gut für die biografieorientierte Arbeit. Die Abbildungen sind sowohl farbig sowie, früher eher üblich, auch in Schwarz-Weiß hinterlegt.

1.1.2 Validation

DEFINITION

Bei der Validation geht es um eine wertschätzende, akzeptierende und bestärkende Grundhaltung dem an Demenz erkrankten Menschen gegenüber. Über spezielle Kommunikation wird dem Gegenüber mitgeteilt, dass man dessen aktuelle Bedürfnisse erkannt hat und sich darauf einlässt.

Insbesondere in belastenden Situationen kann man durch das Spiegeln der Gefühle Druck abbauen, Selbstwert aufbauen und der betroffenen Person aus der schwierigen emotionalen Lage zu einer positiven Grundstimmung verhelfen. Die Welt des Erkrankten wird dabei nicht mit unserer Realität konfrontiert, es wird aber auch nicht gelogen, da man rein auf der emotionalen Ebene arbeitet.

BEISPIEL

Zum besseren Verständnis ein stark gekürztes Beispiel: Ich war gerade zufällig mit meiner Hündin draußen in unserer Einrichtung unterwegs, als ich eine Ehrenamtliche mit einer Bewohnerin wahrnahm. Die Ehrenamtliche schien ziemlich verzweifelt, da die Bewohnerin unbedingt zum Tor wollte und sich nicht davon abbringen ließ. Ich begrüßte die beiden, fragte, ob ich sie ein Stück begleiten dürfte, nahm die Bewohnerin in den Arm und lief erst einmal weiter mit ihr in Richtung Tor. Ich bekam heraus, dass sie nach Hause wollte und sprach sie darauf an, dass sie bestimmt immer für den Haushalt und alles was so anfällt zuständig ist (das war auch nicht gelogen, da sie einen klassischen Haushalt auch bei uns in der Wohngemeinschaft vorfindet). Damit hatte ich einen Zugang zur emotionalen Ebene geschaffen und sagte ihr, dass sie bestimmt immer sehr zuverlässig, zielstrebig mit viel Sorgfalt alles erledigt, was anfällt. Das bejahte sie lächelnd. Jetzt versuchte ich, in der Kommunikation die Wende herbeizuführen, indem ich auf meinen Hund kam. Ich bin ja gerade draußen, weil er Bewegung benötigt und ich als guter Hundehalter diese natürlich bieten muss (Zuverlässigkeit, das aktuelle Thema der Dame). Ich fragte sie nett, ob sie vielleicht Lust und etwas Zeit hätte, mich ein Stück zu begleiten, sie bejahte es. Damit waren nun der Hund und meine gute Betreuung im Fokus des Gesprächs und wir konnten vor dem Tor abbiegen, um in einem großen Bogen wieder zurück in die Wohngruppe der Dame zu gehen. Reine Tatsachen hätten hier nicht geholfen und auch ein Am-Arm-nehmen und der Versuch, sie offensiv zurückzuleiten, hätten hier im schlimmsten Fall Aggressionen ausgelöst. Denn die Dame musste ja aus ihrer Sicht nach Hause. Über die Validation, den emotionalen Antrieb (Zuverlässigkeit), kam die Dame aber doch wieder in der Wohngruppe an, ohne jeglichen Druck, aber mit dem guten Gefühl, mir geholfen zu haben.

Validation wirkt, da sie nicht rational abläuft. Im Verlauf der Demenz kann das erkrankte Gehirn sich nur noch auf eine Sache konzentrieren. Indem wir also den Fokus weg von der druckauslösenden emotionalen Verfassung hin zu einer angenehmen Emotion leiten, hat das Gehirn die vorherige Emotion schon wieder vergessen. Wie lange, das ist ein anderer Punkt. Aber wir können im Moment der Anspannung aktiv Linderung verschaffen. Das geht umso effektiver, je besser das biografische Hintergrundwissen ist, über Schulungen, ein kleines Repertoire an Floskeln sowie Sicherheit für die Anwendung. Validation benötigt Übung und Mut, sich zu trauen – dann ist es eine wundervolle Methodik, um Zugang zu den Klienten finden. Es haben sich zwei Richtungen der Validation entwickelt: Die ursprünglich aus Amerika stammende Methodik der Validation nach Naomi Feil sowie die in Deutschland abgewandelte Variante der integrativen Validation nach Nicole Richard. Welche man nun nutzen möchte, ist eine individuelle Entscheidung, beide sind sehr gut!

1.1.3 Basale Stimulation

Basale Stimulation ist ein typisches Konzept für die Pflege, jedoch mit vielen Elementen, welche auch für die TGI sinnvoll sind.

In der Basalen Stimulation geht es um die „Kontaktaufnahme und Förderung für Menschen mit Wahrnehmungs-, Bewegungs- und Kommunikationsstörungen. "[…] Die Basale Stimulation beinhaltet die gezielte Anregung aller Sinne: Spüren, Riechen, Schmecken, Sehen, Hören, Gleichgewichtssinn, usw." (Offensive Gesund Pflegen 2015, S. 27).

Allein durch das anwesende Tier entstehen Geräusche (Hören). Durch Fell, Futter oder Köperausscheidungen in Gehegen sind Gerüche vorhanden. Natürlich spürt man das Tier beim Anfassen und man sieht es. Gibt es Obst oder Gemüse als Futter, kann auch mal vom Menschen gekostet werden, und der Gleichgewichtssinn wird quasi auch immer mit geschult – egal ob jemand sitzend oder stehend in Interaktion mit dem Tier tritt. Basale Stimulation bekommen wir in der TGI also eigentlich immer mit dazu. Natürlich ist es schön, hier im Rahmen des Settings noch einmal gezielt einen Fokus darauf zu legen.

BEISPIEL

Um Ihnen diesen Fokus etwas näher zu bringen, ein Beispiel von der Ponywiese (es kann aber auch jedes andere weidende oder nagende Tier sein): Wir sitzen am Rand der Weide und schauen einfach den entspannt grasenden Ponys zu. Zusätzliche Aufgaben an den Klienten könnten sein: „Schließen Sie die Augen, können Sie das Kauen der Ponys hören?" Je nachdem, wie der Wind steht: „Riechen Sie die Pferde(äpfel)?" Wenn die Ponys rennen: „Merken Sie, wie der Boden vibriert?"

Der Klient bekommt etwas Heu in die Hand und kann es erfühlen, riechen, horchen, wie es raschelt. Ein Wiehern kann kommentiert werden – klang es glücklich oder ängstlich? Ein Ausschnauben, wurde es gehört? Vielleicht auch ein Pupsen. Wie fühlt sich das abgenommene Halfter des Ponys an, ist es weich und angenehm? Welche Farbe hat es und aus welchem Material ist es gefertigt? Wie sehen die Ponys überhaupt aus? Welche Unterschiede können gefunden werden? Sie sehen, neben dem Füttern und Streicheln ist so vieles mehr möglich – und alles mit Bezug zur basalen Stimulation, ohne viel Aufwand! Können Sie auf keine Weide zurückgreifen, bringen Sie das Material zu den Klienten (s. Kapitel 4.5).

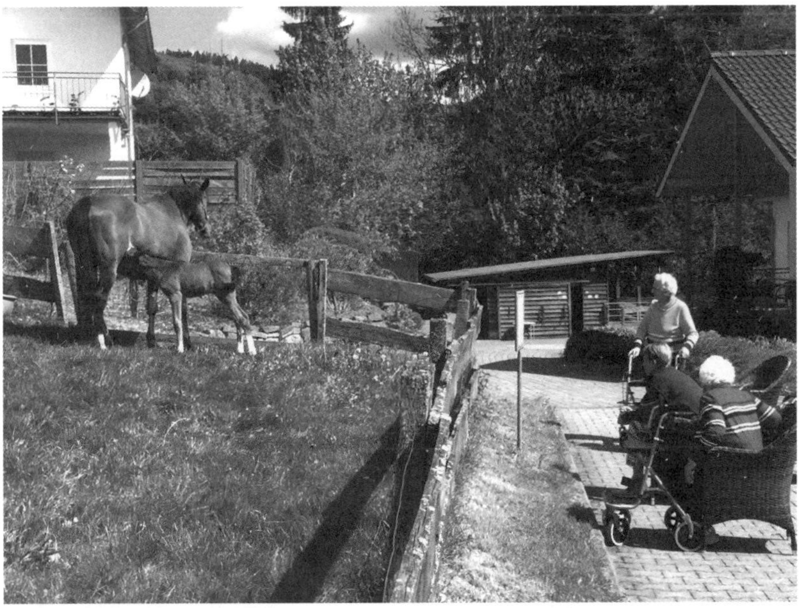

Abb. 1.3: Eine Pferdewiese lädt zum Beobachten ein.

1.2 Kommunikation

Der richtige Umgang und die Art der Kommunikation sind bei an Demenz erkrankten Menschen der Schlüssel zum Zugang in deren individuelle Welten. In Kapitel 1.1 wurden dazu bereits einige Methoden kurz angeschnitten. Für das Krankheitsbild der Alzheimer-Demenz gibt es nicht „den einen Weg", der immer funktioniert, dennoch gibt es einige Hilfestellungen, welche es erleichtern, in Kontakt zu treten und zu bleiben. Auch im Rahmen der tiergestützten Interventionen sollten die nachfolgenden Empfehlungen berücksichtigt werden.

Unter shop.deutsche-alzheimer.de/broschueren/ kann man sich das Plakat „11 Tipps zur besseren Verständigung mit Menschen mit Demenz" downloaden oder als Printversion kostenlos bestellen. Es fasst die Grundregeln zur Kommunikation bei Menschen mit Demenz sehr anschaulich zusammen.

1.2.1 Kontaktaufnahme erfolgt immer von vorne

Die Sinnesleistungen lassen im Alter generell nach. Den Klienten geht im Verlauf der Krankheit zudem die Fähigkeit verloren, alles, was sie nicht sehen, rational einordnen zu können. Sie fühlen sich im Verlauf der Krankheit nicht mehr angesprochen, wenn man ihnen etwas ohne Sichtkontakt zuruft, und können sich sehr erschrecken, wenn man sie ohne jede Vorwarnung von hinten berührt. Stellen Sie sich vor, Sie sind abends allein auf einem schlecht beleuchteten Weg unterwegs und werden plötzlich überraschend an der

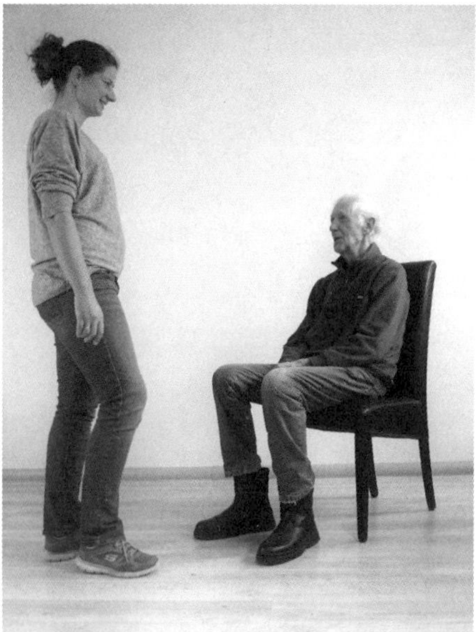

Abb. 1.4: Von vorne auf den Klienten zugehen.

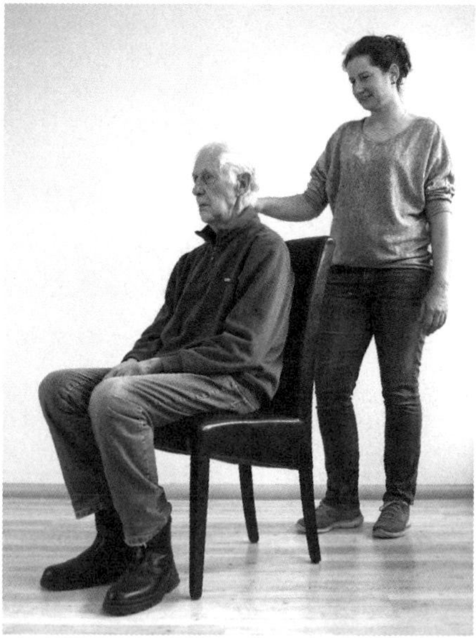

Abb. 1.5: Bitte nicht von hinten ansprechen.

Schulter berührt. Wie geht es Ihnen damit? Wie würden Sie vielleicht reagieren? Genauso geht es den Erkrankten, und ebenso würden sie vielleicht auch reagieren. Das Blickfeld von an Demenz erkrankten Personen ist stark eingeschränkt, in etwa so, als ob Sie sich zwei Papprollen vom Toilettenpapier vor die Augen halten. Versuchen Sie es: Was können Sie noch sehen?

TIPP

Der Klient sollte nicht nur von Ihnen begrüßt worden sein, er sollte auch von jedem anwesenden Tier wissen, dass es da ist, und nicht von hinten von diesem überrascht werden.

1.2.2 Abstand in etwa immer eine Armlänge

Wir Menschen haben verschiedene Individualzonen zu anderen Menschen. Für Partner, Verwandte, Freunde, Bekannte und Fremde. Die individuelle soziale Zone, innerhalb derer wir uns mit fremden Menschen in unserer Umgebung wohlfühlen, beträgt in etwa eine Armlänge. Das kommt von den Anfängen unseres Seins und trug dazu bei, dass wir bei Konflikten nicht gleich die Faust im Gesicht hatten. Auch wenn das heute für uns nicht mehr überlebenswichtig ist, so ist dieser Abstand zu Fremden unbewusst doch noch in uns angelegt. Das heißt: auch in unseren Klienten! Egal ob stehend, sitzend oder im Bett liegend. Haben Sie die Armlänge im Einsatz am besten immer imaginär dabei! Das heißt natürlich nicht, dass sich der Abstand im Verlauf der Einheiten verringern kann.

TIPP

Achten Sie im Einsatz auf die Vermeidungssignale von uns Menschen wie etwa Blickkontakt meiden, auf den Boden schauen oder mit dem Blick in die Ferne schweifen, sich körperlich klein machen bis hin zu Aggressionsverhalten. Das Verhalten könnte auf dem Durchbrechen der sozialen Zone in die persönliche Zone beruhen.

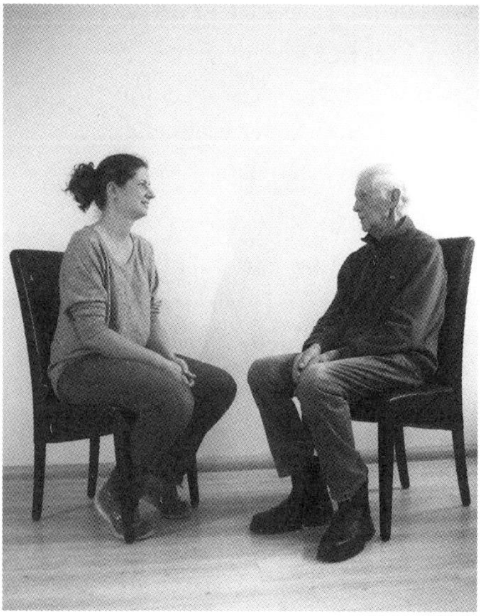

Abb. 1.6: Eine Armlänge Abstand ist angenehm.

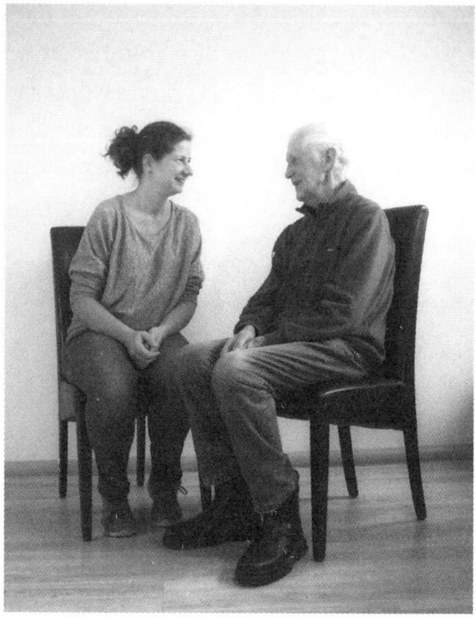

Abb. 1.7: Zu dicht kann es zu Aggressionen oder Rückzug kommen.

1.2.3 Blickkontakt auf Augenhöhe aufnehmen

Ein Erkrankter weiß im Verlauf der Krankheit gegebenenfalls einfach nicht mehr, dass zu dem Bauch vor ihm auch noch ein Kopf gehört, zu dem er hochsehen muss. Die Aufmerksamkeit sollte während der gesamten Interaktion immer beim Klienten liegen.

TIPP

Wenn Sie mitbekommen, dass bei der Kontaktaufnahme Ihres Tieres keine Reaktion des Klienten erfolgt, leiten Sie ihn sprachlich an, dass er nach oben oder unten schauen soll.

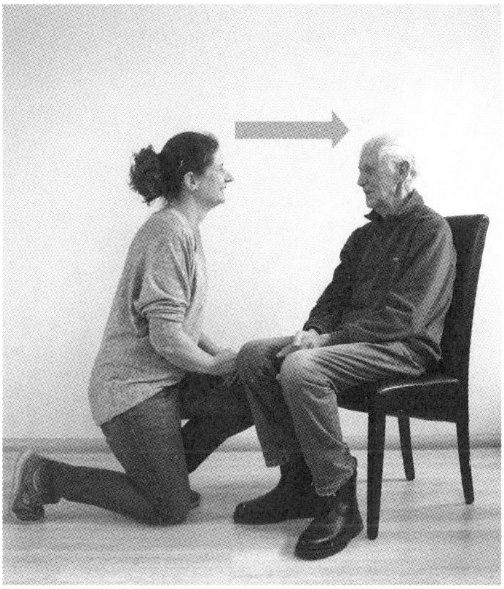

Abb. 1.8: Gespräche auf Augenhöhe führen.

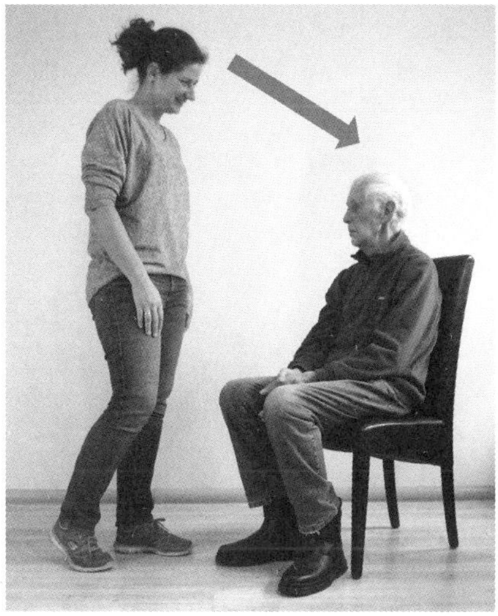

Abb. 1.9: Hier scheitert die Kontaktaufnahme im ungünstigen Fall.

1.2.4 Ansprache mit Namen

Unseren Namen haben wir seit unserer Geburt. Ein Bezug zu ihm bleibt oft bis zum Tod erhalten. Im Verlauf der Demenz muss dieser vielleicht angepasst werden. Das heißt, wenn auf den Nachnamen nicht mehr reagiert wird, wird in der Ansprache auf den Vornamen übergegangen. Wird ein angeheirateter Name nicht mehr erkannt, wird auf den Geburtsnamen übergegangen.

TIPP

Lassen Sie im Laufe einer Interaktion immer mal wieder den Namen des Klienten fallen, das drückt Wertschätzung aus. Versuchen Sie, in der Interaktion auch herauszufinden, in welcher Gefühlslage sich der Klient befindet, um darauf eingehen zu können.

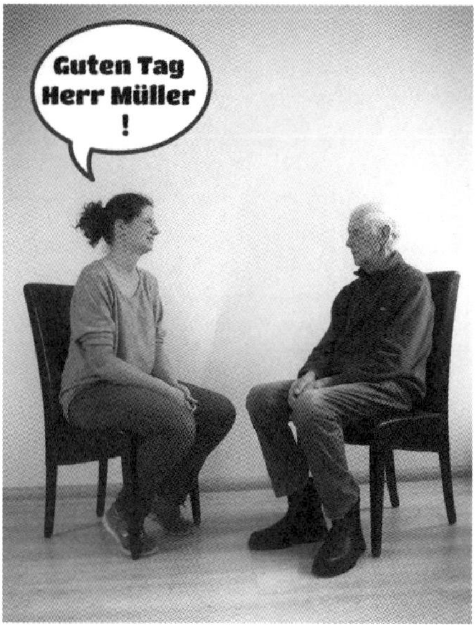

Abb. 1.10: Ansprache mit Namen ist oft effektiver.

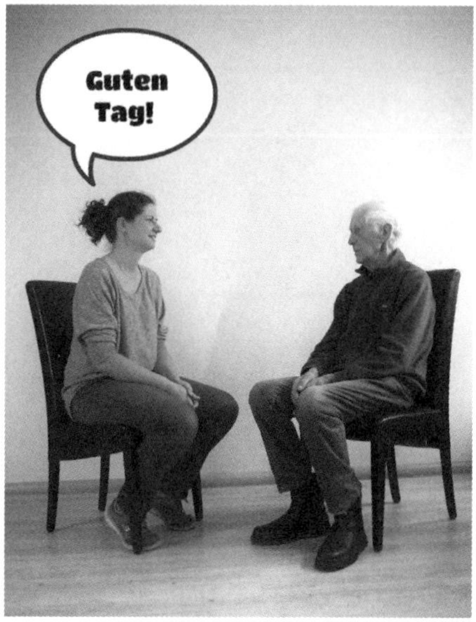

Abb. 1.11: Ohne Namen erfolgt vielleicht keine Reaktion des Klienten.

1.2.5 Gegebenenfalls über Körperberührung die Kontaktaufnahme unterstützen

Im Verlauf der Demenz sind die Klienten zunehmend immer mal wieder geistig abwesend. Das Gehirn nimmt sich eine Pause. Vielleicht kennen Sie diesen Blick, wenn man direkt durch den Klienten hindurchschauen kann, er zwar wach, aber nicht bei Ihnen ist? Dann kann eine sanfte Körperberührung dabei helfen, ihn zurück in das Hier und Jetzt zu holen.

TIPP

Nutzen Sie dafür die Hände oder das Knie, hier werden Berührungen gut toleriert und nicht als bedrohlich empfunden. Im Verlauf von Einheiten kann es natürlich auch zum Einhaken der Arme, Umarmungen etc. kommen. Diese sollten aber vom Klienten ausgehen bzw. das Einverständnis von Ihnen vorher erfragt worden sein. Ist die Körperberührung nicht mehr notwendig, nutzen Sie Ihre Arme, um Ihre Worte mit Gesten zu untermalen.

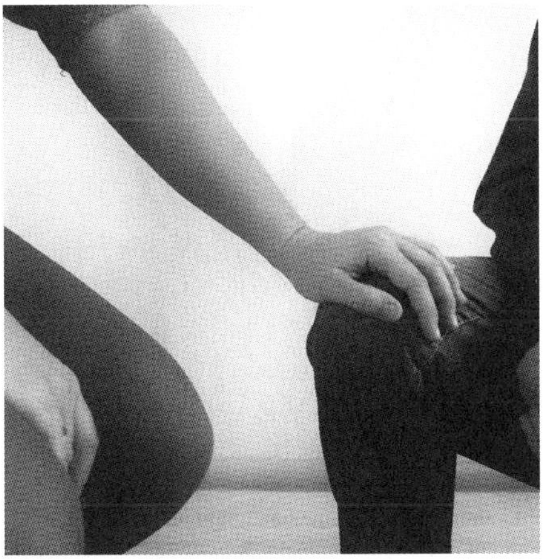

Abb. 1.12: Berührung am Knie kann helfen, die Aufmerksamkeit auf Sie zu lenken.

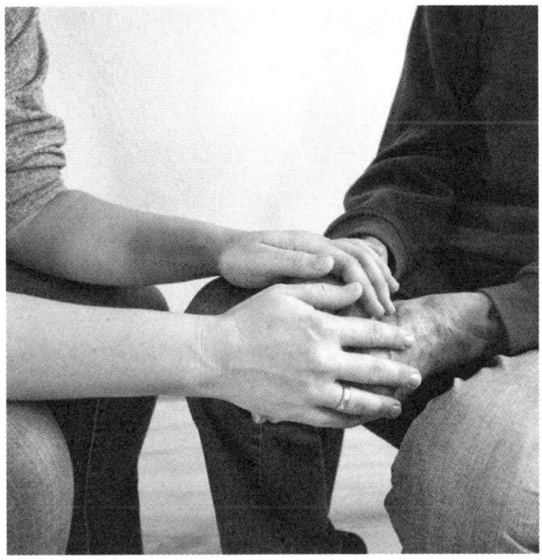

Abb. 1.13: Ebenso erzeugt eine Berührung an der Hand Aufmerksamkeit.

1.2.6 Eine Botschaft pro Satz mitteilen

Die Erkrankung macht aus den Autobahnen im Gehirn eine schlecht ausgebaute einspurige Straße. Das Gehirn ist mit zu vielen Informationen einfach überfordert. Wenn Sie merken, dass Sie mit der normalen Kommunikation

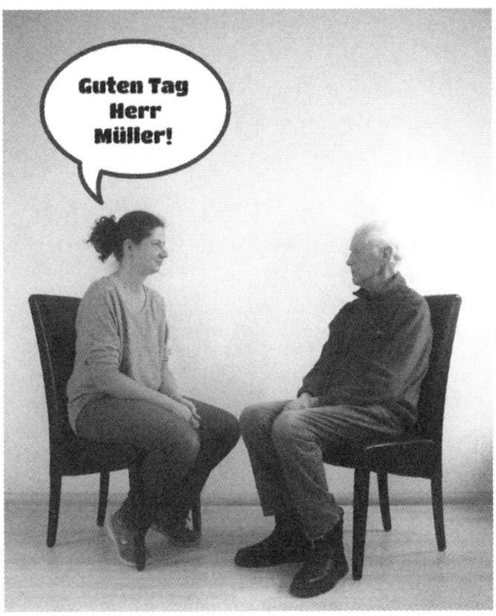

Abb. 1.14: Eine Botschaft pro Satz wird im Verlauf der Demenz sinnvoll.

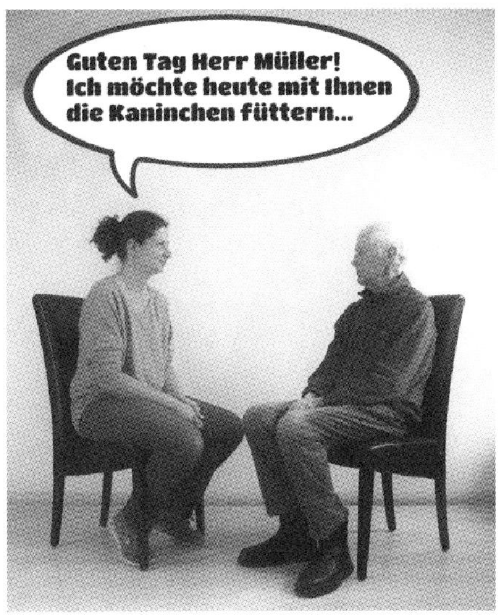

Abb. 1.15: Zwei Botschaften können schon überfordern.

keine Reaktion mehr erhalten, probieren Sie, nur *eine* Botschaft pro Satz zu benutzen: „Guten Tag Herr Müller!" (Warten, dass er Sie wahrnimmt – wenn Reaktion, dann weiter.) „Ich möchte heute mit Ihnen die Kaninchen füttern." (Warten auf Reaktion, dann weiter.) „Haben Sie Lust?" (Warten, wenn bejahend, dann weiter.) „Schauen Sie, ich habe Möhren dabei." (Möhren in die Hand legen, auf Reaktion warten, dann weiter.) „Wollen wir den Kaninchen die Möhren geben?" (Abwarten, bei Bestätigung weiter.) „Sie nehmen die Möhren!" (Auf Bestätigung warten, dann weiter). „Dann gehen wir jetzt los!" (Beim Aufstehen helfen, loslaufen.) etc. Mit Einzelbotschaften kann man sehr lange kommunizieren, auch wenn es am Ende vielleicht nur noch über Handdruck oder Blinzeln geht. Wenn es so weit ist, dass man Einzelbotschaften benutzen muss, sollte man auch keine Auswahl mehr lassen, zudem hätten wir dann auch zwei Botschaften in einem Satz. Im obigen Beispiel wurde nur Möhre angeboten, da Herr Müller eine Auswahl nicht mehr hätte treffen können. Hätte er die Möhren abgelehnt, hätte man fragen können, ob er vielleicht Zweige zum Gehege bringen möchte. Dadurch, dass wir die Option eröffnen, Fragen auch zu verneinen, hat der Klient ein aktives Mitspracherecht in dem, was um ihn herum passiert.

TIPP

Stellen Sie alle Geräuschquellen in Ihrem Setting soweit wie möglich ab, denn diese stellen auch Botschaften dar welche Ihnen den Zugang zum Klienten erschweren können (Radio, Fernseher, aber auch andere schnelle, laute Menschen etc.). Einfache kurze Sätze nutzen und Zeit zum Antworten lassen. Keine offenen W-Fragen (Was, wann, wer, wo etc.) verwenden, diese können oft nicht mehr beantwortet werden und führen zu Verlegenheit, Niedergeschlagenheit oder aber auch Aggression.

1.2.7 Langsam und deutlich sprechen, körpersprachlich unterstützen

Die Nervenbahnen brauchen einfach länger, um die Reize von A nach B zu transportieren. Eine langsame und deutliche Aussprache hilft dabei. Allgemeingültige körpersprachliche Gesten wie ein Nicken oder ein Lächeln können Ihre Worte unterstützen und signalisieren Wohlwollen sowie Bestätigung.

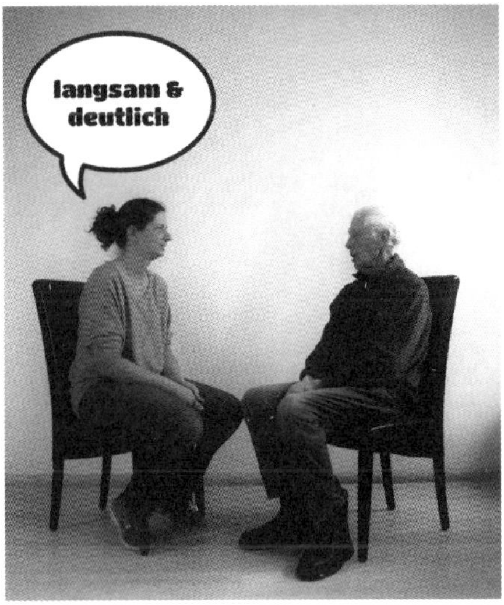

Abb. 1.16: Einer langsamen und deutlichen Aussprache kann der Klient gut folgen.

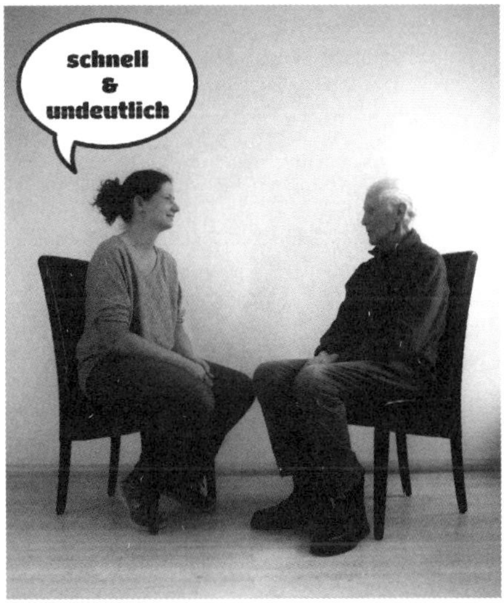

Abb. 1.17: Schnelle und undeutliche Aussprache führt zu Kommunikationsbarrieren.

TIPP

Eine langsame und deutliche Aussprache kann man wunderbar über Phantasiereisen üben. Für den tiergestützten Bereich sind hier die Geschichten von der Fly (Krowatschek/Theiling, 2012) sehr zu empfehlen. Eigentlich für den Vorschulbereich geschrieben, eignen sich die kurzen einfachen Geschichten aber auch bei Klienten mit beginnender Demenz.

1.2.8 Keine Diskussion oder Korrektur falscher Inhalte

Den Klienten ist oft nicht mehr bewusst, dass sie etwas falsch machen. Wenn mir etwas nicht bewusst ist, werde ich auch nicht einsehen, dass ich etwas falsch gemacht habe. Oder dem Klienten ist schon noch bewusst, dass er krank ist und oft Fehler macht. Aber egal wie der Klient reagiert, beides führt meistens zu einer betrübten bis depressiven Verstimmung oder zu aus unserer Sicht aggressivem Verhalten (es ist ja eigentlich nur eine berechtigte Reaktion aufgrund der Fehlinterpretation). Es wird auf jeden Fall schwer, eine gute Ebene für die weitere aktuelle TGI zu finden.

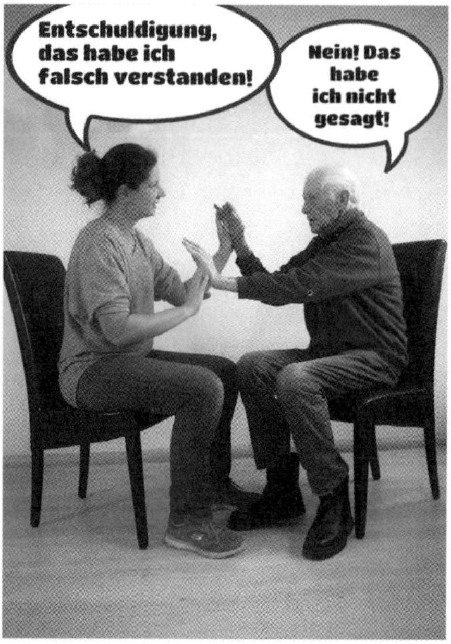
Entschuldigung, das habe ich falsch verstanden!
Nein! Das habe ich nicht gesagt!

Abb. 1.18: Lassen Sie sich nicht auf Diskussionen ein, diese können nicht gewonnen werden.

TIPP

Falls Sie sich doch einmal in einer Diskussion und unnötigen Korrektur wiederfinden, entschuldigen Sie sich und geben Sie dem Klienten Recht! Das zeigt Respekt, Wertschätzung und Größe. Falls es dafür zu spät ist, helfen oft Ablenkung oder Interventionsfragen aus einem völlig anderen Gebiet. Wird etwa über eine falsch benannte Farbe eines Halfters diskutiert, stellen Sie als Interventionsfrage „Freuen Sie sich auf das Rührei, das es heute zum Mittagessen gibt?" Da das Gehirn des Klienten sich ja nicht mehr auf Autobahnen bewegt, kann es im Verlauf der Krankheit nur noch einen Reiz verarbeiten. Indem Sie nach dem Mittagessen fragen, ist idealerweise das Halfter vergessen, da jetzt das Rührei im Fokus steht. Hier kann man sich für Notfälle einfach drei, vier Interventionsfragen im Kopf zurechtlegen. Hilft auch das nichts, bitten Sie einen Kollegen, zu übernehmen; dieser muss das Thema umlenken, Sie verlassen kurz den Raum, und wenn Sie wieder hereinkommen, starten Sie wieder in einem neutralen Setting (Ihre Körpersprache sollte auch neutral sein).

1.2.9 Keinen Druck ausüben

Demenz ist für alle Beteiligten eine Krankheit der Entschleunigung. Es dauert alles etwas länger, darauf muss man sich im Kontakt mit Demenzranken einlassen können. Druck, egal in welcher Form, setzt den Erkrankten unter Zugzwang. Es muss alles klappen! Das Gehirn läuft auf Höchstleistung, kann den Anforderungen aber nicht gerecht werden, das führt dazu, dass unter (unbewusstem) Druck in der Regel alles länger dauert, als es nach unserem Empfinden dauern müsste.

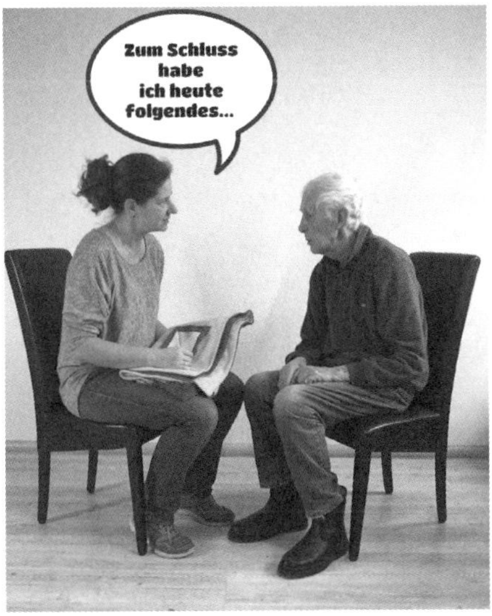
Zum Schluss habe ich heute folgendes...

Abb. 1.19: Wählen Sie Formulierungen, welche keinen Druck ausüben.

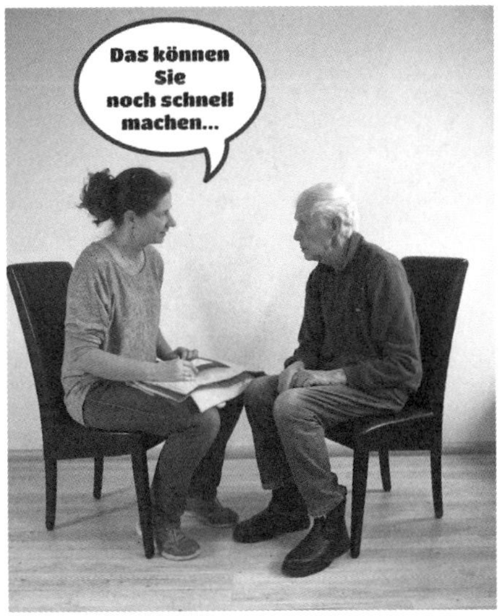
Das können Sie noch schnell machen...

Abb. 1.20: Hier wird der Klient (unbewusst) unter Zugzwang gesetzt.

TIPP

Planen Sie genug Zeit für Ihre Interventionen ein. Gestalten Sie diese so, dass Sie, wenn Sie merken, dass Ihre Planung für den Klienten zu anspruchsvoll ist, flexibel auf eine andere Methode umschwenken können.

1.2.10 Interaktionen nicht zu lange gestalten

Die Konzentrationsspannen werden im Verlauf der Krankheit immer geringer. Oft sind nur noch maximal 20 Minuten oder weniger direkte Interaktion möglich. Sie merken, wenn der Klient abschweift, sich anderen Dingen zuwendet oder gar nicht mehr so richtig bei Ihnen ist. Es handelt sich hier um den Selbstschutz des Gehirns vor zu vielen Eindrücken, nicht um eine Ablehnung Ihrer Arbeit!

TIPP

Das kommt unserer Arbeit mit den oft begrenzten Ressourcen ja eigentlich sehr entgegen. Weniger ist mehr! Zu dem Thema sind auch verschiedene Studien zum Anstieg des Oxytocin-Spiegels beim Streicheln oder einer Interaktion mit einem Hund sehr interessant. Diese sagen aus, dass bereits nach 3–30 Minuten tiergestützter Interaktion auf den Körper positive Effekte durch einen deutlich erhöhten Oxytocin-Spiegel wirken (z. B. in Julius et al. 2014, S. 104).

1.2.11 Rituale in der Kommunikation

Neben den grundsätzlichen Empfehlungen sind Rituale ein hilfreiches Mittel in der Kommunikation mit den Klienten. Sinnvoll ist vor Beginn der Interaktion eine Vorstellung von Mensch und Tier. Der Besuchte sollte insbesondere wissen, dass das Tier *da* ist, um ein Erschrecken zu vermeiden. Das heißt nicht, dass das Tier jeden begrüßen kommen „muss". Es kann auch an seinem Ruheort sein, und im Rahmen der Begrüßung wird die Aufmerksamkeit dann auf es gelenkt: „Schauen Sie mal, wer mich heute begleitet!", und danach den Blick zum Tier lenken, damit der Besuchte es registriert und weiß, dass es anwesend ist. Wurde jeder begrüßt, kann (gemeinsam) alles für das Tier vorbereitet werden, insofern das Tier die Bewohner besucht und nicht die Bewohner das Tier. Geben Sie Wassernapf und sonstiges Zubehör herum, lassen Sie erfühlen, riechen und benennen, was Sie dabeihaben, bevor es an seinen Platz kommt. Bereits während dieser Begrüßungsphase werden Sie in intensive Gespräche zum Tier kommen können. Je nachdem, wie weit die

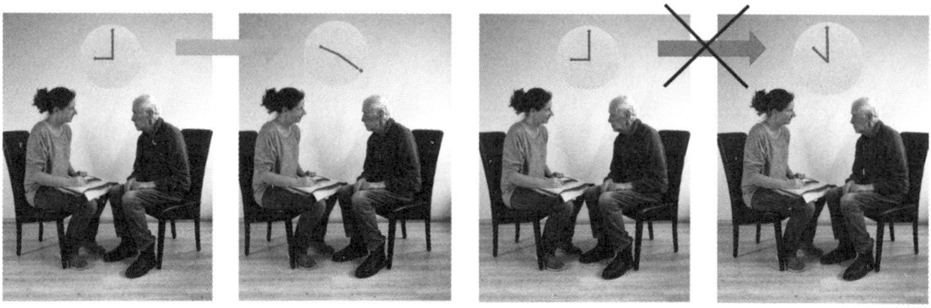

Abb. 1.21: Zwanzig Minuten sind ein gutes Intervall für eine Interaktion. Eine Stunde intensive Interaktion ist zu viel.

Demenz fortgeschritten ist, sind diese Gespräche eher durch den Besuchten angeregt oder durch Sie. Eine Beispielkommunikation eines Hundebesuches, bei der eher Sie agieren müssen:

- Hereinkommen: „Guten Tag, hier kommt heute wieder der Hundebesuch!"
- Pause zur Reaktion, wenn negativ (schließt auch *keine Reaktion* mit ein) *entweder* weiterprobieren, weil Sie vielleicht inhaltlich gar nicht erfasst wurden und der Hund erst gesehen werden muss, *oder* Abbruch (Sie verabschieden sich nett).
- Bei positiver Reaktion:
  - Hund geht auf seine Arbeitsdecke und wartet dort etwas abseits (Schutz vor eventuell nicht gewolltem Streicheln sowie sich erschreckenden Klienten).
  - Sie begrüßen jeden Einzelnen: „Guten Morgen Frau Schulz, ich bin heute wieder mit meinem Hund zu Besuch" (Augenhöhe, Augenkontakt, etwa eine Armlänge Abstand, langsame und deutliche Sprache).
- Wenn negative Reaktion: entweder weiterprobieren, weil Sie vielleicht inhaltlich gar nicht erfasst wurden und der Hund erst gesehen werden muss, *oder* Abbruch (Verabschieden und aus der Situation gehen).
- Bei positiver Reaktion:
  - „Schauen Sie mal, dort drüben wartet mein Hund Suri schon!" (zum Hund zeigen).
  - Pause zur Reaktion, wenn negativ Abbruch, wenn positiv:
  - „Frau Schulz, haben Sie Lust, heute etwas mit Suri zu machen?"
  - Pause zur Reaktion, wenn negativ Abbruch, wenn positiv:
  - „Wir müssen ihr erst einmal etwas Wasser hinstellen".
  - Pause zur Reaktion, wenn keine erfolgt, noch einmal formulieren oder weitermachen:

- „Schauen Sie mal, was ich mitgebracht habe!" Wassernapf in die Hand geben, erfühlen und benennen (wenn möglich) lassen.
- Pause zur Reaktion, wenn nötig bei der Benennung des Napfes helfen, ebenso bei der Zweckbeschreibung.
- „Soll ich den Napf hier hinstellen?" (Wir-Formulierung, wenn es gemeinsam möglich ist)
- Pause zur Reaktion, wenn negativ anders formulieren oder wiederholen, wenn positiv:
- Stellen Sie den Napf dorthin wo gewünscht; falls diese Stelle schlecht gewählt ist (mitten im Raum, Stolpergefahr), versuchen Sie, mit der gleichen Gesprächstechnik gemeinsam einen besseren Platz für den Napf zu finden.
- „Wollen wir jetzt mal schauen, ob die Suri zu uns kommen mag?"
- Pause zur Reaktion, wenn negativ anders formulieren oder wiederholen. Wenn positiv:
- Hund erhält Freigabesignal von seiner Arbeitsdecke und kann selbst entscheiden, ob er nun zum Begrüßen kommt oder lieber erst einmal den Raum erkundet.
- Während der Hund zur Begrüßung kommt oder umherstromert, kann ein gezieltes biografisches Gespräch mit dem Klienten angefangen werden. Hierfür eignet sich als Einstiegsfrage: „Hatten Sie früher auch Hunde?" Weitere Inspirationen für Fragen finden Sie in Kapitel 4.1.

Das Gespräch könnten Sie nun gut weiter fortführen. Sie hatten einen guten Einstieg, haben die Aufmerksamkeit des Klienten gewonnen und ein Gefühl für die richtige Kommunikation mit ihm gefunden. Gerade wenn man nicht täglich in diesem Bereich arbeitet, waren die letzten Zeilen für Sie vielleicht eher abschreckend? Ob man sich das alles merken kann? Wenn Sie etwas falsch machen? Eigentlich ist es aber gar nicht so schwer! Ich habe nur einige wenige Hauptregeln beachtet und immer wiederholt:

- Auf und in Augenhöhe kommunizieren.
- Eine Botschaft pro Satz.
- Geschlossene „Ja-/Nein-Fragen" anwenden.
- Genug Zeit zur Reaktion lassen.
- Wenn keine Reaktion erfolgt, formuliere ich meinen Satz noch einmal etwas leichter um oder wiederhole ihn.

Die richtige Kommunikation ist im Umgang mit an Demenz erkrankten Personen sehr wichtig; daher dieses ausführliche Kapitel in einem Buch zur TGI.

Mit dem oben beschriebenen beispielhaften Einstiegsdialog haben Sie, aber auch der Besuchte, eine Option für ein immer gleiches Ritual – das schafft einen Rahmen und Sicherheit für Sie und die Klienten. Und falsch machen kann man fast gar nichts, im schlimmsten Fall bekommen Sie keine Reaktion auf Ihren Kommunikationsversuch, dann probieren Sie es einfach noch einmal! Oder Sie verabschieden sich für diesen Termin, wenn Sie auf eindeutige Ablehnung stoßen.

Nun aber noch einmal zurück zu den Ritualen. Der Einstieg ist nun geschafft, Sie sind in einem schönen Gespräch. Oft reicht das schon in der Kombination mit dem frei agierenden Tier. Wenn aber Zeit, Raum, Klient und vor allem Ihr tierischer Begleiter es zulassen, können Sie nach der Begrüßung und dem Gespräch noch eine Interaktion mit dem Tier (s. Kapitel 4) anschließen lassen, bevor Sie sich wieder verabschieden. Das Verabschieden kann man leicht ritualisieren, denn Sie müssen ja alles, was Sie mitgebracht haben, wieder zusammenräumen und die Hände reinigen (s. Kapitel 2.2.2). Eine Handreinigung sollte auch vor Ihrer Intervention bereits durch das Personal erfolgt sein. Man könnte dies auch am Ende vom Personal durchführen lassen, aber die Reinigung eignet sich auch sehr gut als gemeinsames Schlussritual und Zeichen für das Ende. Wenn Sie diese selber durchführen, sollte der Hund (in diesem Beispiel) wie am Anfang wieder kurz auf seiner Arbeitsdecke warten. Bei anderen Tieren sollten Sie auch darauf achten, dass diese nach der Reinigung der Hände nicht mehr gestreichelt werden. Sofern es einen Aushang über die Besuche gibt, tragen Sie den nächsten Termin ein. Zum Schluss bedanken Sie sich für den netten Termin und gehen.

2 Grundlegende Überlegungen zu TGI

Die TGI gewinnt seit Jahren an Beliebtheit. Tiere verbessern bei Senioren das Wohlbefinden und die Lebensqualität. Sie vermitteln Freude im Alltag, verringern das Empfinden von Stress und Alltagsbelastungen und geben der eigenen Situation eine positivere Deutung. Zudem wird der Gesundheitsstatus erhöht und zeitgleich die Nachfrage nach Medikamenten oder medizinischen Dienstleistungen verringert. Durch körperliche Aktivierung kommt es auch zu mehr Appetit (Bergler 2009, S. 99). In Studien mit Seniorenheimbewohnern konnte die Reduktion von Einsamkeit und Depression sowie eine Steigerung von Gesprächen in Umfang und Dauer nachgewiesen werden (Julius et al. 2014, S. 54). Bevor man diese Effekte jedoch im Rahmen der TGI in seiner Einrichtung etablieren möchte oder als externer Dienstleister anbietet, sollte man sich genaue Gedanken über den Betreuungsaufwand und die Pflege der in Betracht gezogenen Tiere machen. Zudem sollten die realistischen Kosten in die Abwägung mit einbezogen werden. Kann und möchte man sowohl die finanziellen als auch personellen Ressourcen zuverlässig über 10, 15, 20 oder mehr Jahre bereitstellen? Einen ersten Einblick was Sie bei derartigen Berechnungen berücksichtigen sollten, finden Sie im Kapitel 3 dieses Buches. Wenn Sie sich nach einer ausführlichen Abwägung für Tiere entschieden haben, geht es an die inhaltliche Planung der tiergestützten Interventionen. Hygienefragen, insbesondere des Gesundheitsmanagements, und die Zoonose-Risiken sollten schriftlich dargelegt und umgesetzt werden. Zudem folgen noch Einwilligungen der Besuchten, Meldungen an Ämter und Versicherung. Was das im Genauen für Sie heißt, wird im Folgenden geklärt. In diesem Kapitel werden Ihnen auch viele Beispieldokumente zum Download bereitgestellt. Die im Folgenden geschilderten Voraussetzungen für eine tiergestützte Intervention sind alle notwendig, daher klingen sie teilweise sehr direkt und wie mit erhobenem Zeigefinger. Bitte verstehen Sie das nicht falsch; der Anspruch dieses Buches ist, Ihnen alles aufzuzählen, was im Rahmen eines Tiereinsatzes bedacht werden sollte – inwiefern Sie das hier Geschilderte umsetzen, entscheiden Sie für sich selbst.

Allgemeine Literatur zur Tiergestützten Intervention, insbesondere auch mit wissenschaftlichen Studien, psychologischen Erklärungen und Wirkweisen zur TGI:

Beetz, A., Riedel, M., Wohlfahrt, R. (2018): Tiergestützte Interventionen. Handbuch für die Aus- und Weiterbildung.

Drees, C. (2018): Pforte auf … TGI. Die möglichst freie Begegnung von Mensch und Tier.

Otterstedt, C. (2013): Demenz – Ein neuer Weg der Aktivierung. Tiergestützte Intervention.

Otterstedt, C. (2017): Tiergestützte Intervention – Methoden und tiergerechter Einsatz in Therapie, Pädagogik und Förderung.

Vernooij, M., Schneider, S. (2018): Handbuch der Tiergestützten Intervention.

→ Fachliteratur zu einzelnen Tierarten folgt in Kapitel 3.

Interessante Links:

tierschutz-tvt.de
tiergestuetzte.org
esaat.org
aat-isaat.org
tiergestuetzte-therapie.de
thmev.de
therapie-tiere.de
buendnis-mensch-und-tier.de
tgi-dachorganisation.at

Kostenloser Download der Broschüre „Heft 19: Heimtierhaltung – Chancen und Risiken für die Gesundheit, des Robert Koch Instituts von 2003" unter: gbe-bund.de/pdf/Heft19.pdf

Kostenloser Download des deutschen Tierschutzbundes – „Tiergestützte Maßnahmen aus Tierschutzsicht": gesundheit-durch-tiere.de/files/gdt/inhalte/downloads/Tiergestuetzte_Massnahmen.pdf

Kostenloser Download der BAGSO – „Leben mit Tieren in Pflegeeinrichtungen": bagso.de/fileadmin/Aktuell/Projekte/GERAS/2018/GERAS_Broschuere_Leben_mit_Tieren_in_Pflegeeinrichtungen.pdf

2.1 Definition

Es gibt eine Vielzahl von Begriffen im Bereich der TGI. Die IAHAIO (International Association of Human-Animal Interaction Organizations) hat versucht, diese in ihrem White Paper von 2014 zusammenzufassen, und definiert als Einsatzformen die tiergestützten Interventionen als Oberbegriff, darunter fallen dann Aktivitäten, Therapie, Pädagogik und Coaching.

Tab. 2.1: Definition nach der IAHAIO (Tiergestützte, 2016, S. 32f. und IAHAIO Homepage, s. Kasten unten).

Tiergestützte Intervention (TGI)
oder Animal Assisted Intervention (AAI)
ist ein Oberbegriff, der für zielgerichtete sowie strukturierte Interventionen steht, in welche bewusst Tiere einbezogen werden, um therapeutische Verbesserungen bei Menschen zu erreichen.
TGI wird dann genauer unterschieden in:

Tiergestützte Therapie (TGT) Animal Assisted Therapy (AAT)	**Tiergestützte Aktivität (TGA)** Animal Assisted Activity (AAA)	**Tiergestützte Pädagogik oder Erziehung (TGP)** Animal Assisted Education/Pedagogy (AAE)	**Tiergstütztes Coaching (TGC)** Animal Assisted Coaching (AAC)
Fachkraft setzt ein Tier zielgerichtet mit Vor- und Nachbereitung und Evaluation des Settings ein. Das kann über einen **Mitarbeiter oder** über einen **externen Dienstleister** erfolgen.	Einsatz erfolgt nicht durch eine Fachkraft. Hierunter fällt auch der in Senioreneinrichtungen häufig in Anspruch genommene **ehrenamtliche Tierbesuchsdienst**.	Hierunter fallen zum Beispiel Schulbegleithunde oder Kinderbauernhöfe.	Dieser Bereich kann für Mitarbeiterschulungen wie etwa Führungskräfte-Training sehr interessant sein.
– zielgerichtet – geplant – strukturiert – von beruflich qualifizierten Fachkräften angeleitet oder durchgeführt – Fortschritte werden erfasst und dokumentiert – strebt die Verbesserung physischer, kognitiver verhaltensbezogener und/oder sozio-emotionaler Funktionen bei individuellen Klienten an – die Fachkraft, muss sehr gute Kenntnisse über das Verhalten, die Körpersprache explizit über die Stresssignale und die Regulation von Stress, die Bedürfnisse und die Gesundheit der eingesetzten Tiere besitzen	– zielorientiert – geplant – Interventionen von Mensch-Tier-Teams die mit Zielen der Motivation, Bildung, Erziehung, Entspannung, oder durchgeführt werden – Mensch-Tier-Team muss mind. ein einführendes Training sowie eine Vorbereitung auf die Einsätze und eine Beurteilung erhalten haben, bevor es Einsätze macht – die TGA durchführende Person muss sehr gute Kenntnisse über das Verhalten, die Körpersprache explizit über die Stresssignale und die Regulation von Stress, die Bedürfnisse und die Gesundheit der eingesetzten Tiere besitzen. – eine Zusammenarbeit mit einer Fachkraft ist möglich, erfüllt diese die Voraussetzungen der TGT, kann TGA in Kooperation mit einer Fachkraft auch als TGT bezeichnet werden	Ist für diesen Kontext nicht relevant. Es gilt mit Bezug auf Pädagogen das Gleiche wie bei TGT.	Das durch ausgebildete Trainer durchgeführte Coaching (es gilt das Gleiche wie bei TGT) wurde 2018 neu in die Definition aufgenommen.

In der Regel befinden Sie sich bei für an Demenz erkrankten Personen angebotenen Interaktionen also im Bereich der tiergestützten Aktivität oder Therapie: durch einen intern verantwortlichen Mitarbeiter, einen externen professionellen Dienstleister oder ein ehrenamtliches Angebot.

Der Begriff der TGI ist als Oberbegriff eigentlich immer richtig, insofern Sie sich an die Mindestanforderungen für Einsätze halten. Meine Erfahrung mit Tierkontakten in Senioreneinrichtungen ist, dass eher tiergestützte Aktivität angeboten wird – auch von Fachkräften. Natürlich fallen hierunter alle ehrenamtlichen Besuchsdienste. Aber auch der Planungs-/Dokumentations- und Evaluationsaufwand im Rahmen der Therapie sprengt oft den zeitlichen Rahmen, der dem Fachpersonal zur Verfügung steht, so dass statt Therapie oft eher tiergestützte Aktivität durchgeführt wird.

Das White Paper stellt eine sehr ausführliche Auflistung zu allen relevanten Punkten der TGI dar. Es komplett zu lesen ist sehr empfehlenswert: deutsche Version unter: iahaio.org/wp/wp-content/uploads/2019/07/iahaio-white-paper-2014_18-german_final.pdf
Original unter: iahaio.org/wp/wp-content/uploads/2018/04/iahaio_wp_updated-2018-final.pdf

2.2 Rechtliches

Rund um den Einsatz von Tieren gilt es einige rechtlichen Anforderungen zu bedenken. Grundsätzlich ist es immer empfehlenswert, dass die Person, welche die Interaktion mit den Tieren durchführt, vorher eine gute Weiterbildung zur TGI mit den betreffenden Tierarten besucht hat. Hier bekommt man das Handwerkszeug, um Tiere artgerecht einzusetzen, seine Arbeit zu reflektieren und aktives Qualitätsmanagement im Rahmen der Tiergestützten Interventionen betreiben zu können. Darauf kann in diesem Rahmen leider nicht ausführlich eingegangen werden. Aktuell gibt es immer mehr Anbieter von Weiterbildungen. Interessieren Sie sich für Weiterbildungen, hinterfragen Sie Angebote immer kritisch; erfragen Sie auch, ob man sich an Richtlinien z. B. der ESAAT, ISAAT, IAHAIO oder TVT hält (s. Infokasten unten) und ob die Ausbilder selbst praktische Erfahrungen in dem Gebiet haben. Ein guter Anbieter wird Ihnen gerne bereitwillig, ausführlich, fachlich fundiert Auskunft geben. Ist das nicht der Fall, ist es wahrscheinlich besser, sich nach einem anderen Ausbilder umzuschauen, auch wenn dieser vielleicht etwas weiter weg und teurer ist. Es wurden bereits von einigen Institutionen wünschenswerte Inhalte für Weiterbildungen herausgegeben, diese belaufen sich auf eine Mindeststundenanzahl für die Weiterbildung von 60–70

Stunden, Minimum! Gerne dürfen es auch einige Stunden mehr sein. Damit sollte klar sein, dass man an zwei oder drei Ausbildungstagen keine fundierte Weiterbildung zum Therapiebegleithundeteam, Reittherapeuten, Sozialtierteam, Fachkraft für tiergestützte Intervention etc. erhalten kann. Zeit sollte in eine gute Weiterbildung der durchführenden Fachkraft investiert werden. Pauschal kann man mit etwa einem Jahr mindestens rechnen. Die Investition kommt Ihnen später in der Umsetzung der gesetzlichen Anforderungen zu Gute. Die Behörden sehen es gerne, wenn ein solides Fachwissen zu den tiergestützten Interventionen erworben und angewendet wird.

Bei der Auswahl geeigneter Mitarbeiter oder einer Zusammenarbeit mit externen Dienstleistern ist es neben der Weiterbildung zudem sinnvoll, auf folgende Punkte zu achten:

- (berufliche) Qualifikation und Erfahrung mit Demenz;
- Konzept liegt vor bzw. kann durch den Mitarbeiter erstellt werden (s. Kapitel 2.2.1);
- alle notwendigen rechtlichen Grundlagen (s. Kapitel 2.2) werden eingehalten;
- Dokumentation und Reflektion können durchgeführt werden (s. Kapitel 2.2.9);
- Mitarbeit in Arbeitsgruppen, Arbeitskreisen, regelmäßige Fortbildung, Teilnahme an Tagungen, Kongressen etc. erfolgt bei mindestens einem Angebot jährlich, um Wissen auf aktuellem Stand zu halten;
- auf den Einsatz hin ausgesuchte gesunde Tiere (Bestandsdokumentation bei mehreren liegt vor, kann umgesetzt werden – s. Kapitel 2.2.3)

Im Nachfolgenden sind Punkte aufgezählt, welche idealerweise vor dem Beginn der TGI umgesetzt worden sind. Es ist empfehlenswert, diese auch einzeln auf die Umsetzung bezüglich Ihres geplanten oder auch schon laufenden Angebotes hin zu überprüfen. Es gibt zwar zum Zeitpunkt der Veröffentlichung dieses Buches noch keine definitive Aussage zur Umsetzung von Tiergestützten Interventionen in Einrichtungen des Gesundheitswesens, jedoch gibt es allgemeine Gesetze, welche durchaus auch im Bereich der TGI greifen. Auf die entsprechenden Paragrafen wird dann im jeweiligen Absatz eingegangen werden. Empfehlenswert ist es, sich einen Einsatzordner anzulegen, in dem alle folgenden Anforderungen schriftlich hinterlegt sind; unter Kapitel 2.2.13 finden Sie am Ende dieses Kapitels dazu eine Übersicht.

Hier erfahren Sie mehr zur TGI, Standards und Weiterbildungen:
Bundesverband Tiergestützte Intervention e.V. /tiergestuetzte.org/
Merkblatt 131 zur TGI der tierärztlichen Vereinigung für Tierschutz e.V. / tierschutz-tvt.de/index.php?id=50#c304
ESAAT- European Society for Animal Assisted Therapy / Europäischer Dachverband für tiergestützte Therapie / esaat.org
ISAAT – International Society for Animal Assisted Therapy / Internationaler Dachverband für tiergestützte Therapie / aat-isaat.org

2.2.1 Konzept

Das Konzept sollte die Basis jeder tiergestützten Arbeit darstellen und alles beinhalten, was für Ihr Tier, die Klienten und Sie sowie die Einsatzsituation wichtig ist. Das gilt sowohl für durch die Einrichtung selbst eingesetzte Tiere, für externe Dienstleister und ehrenamtliche Angebote. Es ist aber nur gut geschrieben, wenn es auch wirklich so umgesetzt wird. Das Sprichwort „Papier ist geduldig" sollte hier keine Anwendung finden. Daher ist eine Kontrolle und wenn nötig Aktualisierung einmal im Jahr sehr sinnvoll. Ein Fremder sollte allein durch das Durchlesen Ihres Konzeptes wissen, was Sie genau machen. Ein Konzept als Beispiel für Ihre eigene Konzepterstellung finden Sie unter Download 2.

Inhalte für ein TGI-Konzept

- Warum TGI (Situationsbeschreibung und Kurzerklärung)?
- Für wen die TGI (Ihre Zielgruppe)?
- Wozu TGI (Ihre anvisierten Ziele)?
- Was wird gemacht (Inhalte der Intervention)?
- Wer macht es (was für ein Mensch-Tier-Team)?
- Wo (Räumlichkeiten und Örtlichkeiten der TGI)?
- Wie (methodische Arbeit, wie komme ich zum Ziel)?
- Welche Maßnahmen müssen dafür eingeleitet werden (rechtliche und sonstige Rahmenbedingungen)?
- Mit wem (an der TGI beteiligte Personen und Behörden etc.)?
- Wann (Häufigkeit und zeitlicher Rahmen der Interventionen)?
- Womit (Ist die Finanzierung geklärt)?

(nach Kahlisch Markgraf/Grünig 2018, S. 20)

2.2.2 Hygieneplan-Ergänzung

Das große Thema, wenn es um TGI geht, ist immer noch allzu oft viel zu schnell die Hygiene. Insbesondere wenn es darum geht, Skeptiker oder Hygieneverantwortliche von den Vorteilen eines Tiereinsatzes zu überzeugen. Recht haben sie ja, denn „Bakterien und Viren, Pilze und bis zu einem gewissen Grad auch Parasiten sind in der menschlichen Umgebung allgegenwärtig. Etwa 1 % des Körpergewichts von Mensch und Tier sind reine Bakterienmasse und repräsentiert Billionen von Mikroorganismen" (Schwarzkopf 2015, S. 6). Argumente sind oft, dass Tiere Schmutz einschleppen, Parasiten verbreiten und Bewohner krank machen könnten. Doch ist das Risiko gegenüber dem möglichen Nutzen wirklich so hoch? Gutzwiller sagte dazu: „Im Vergleich zu den positiven Aspekten der Mensch-Tier-Beziehung sind die von einem Tier ausgehenden Gefahren überaus gering" (Konrad Lorenz Kuratorium o. J., S. 13).

Warum wurde der Einstieg in das Thema negativ begonnen? Um Sie auf die Argumente möglicher TGI-Skeptiker in Ihrem Umfeld vorzubereiten und damit noch einmal zu verdeutlichen, warum gerade das Kapitel 2 dieses Buches die wichtigste Säule Ihrer Arbeit im Voraus ist. Wenn Sie gute, solide Grundlagen schaffen, werden es Ihre zukünftigen Skeptiker schwer haben!

Bevor aber auf die wirklichen Risiken durch Tiere eingegangen werden kann, muss zunächst geklärt werden, aufgrund welcher Grundlage diese in Einrichtungen eingesetzt werden und was dabei zu beachten ist:

Die Krankenhaushygiene regelt in Deutschland das Infektionsschutzgesetz, dieses wird durch die „Richtlinien für Krankenhaushygiene und Infektionsprävention", welche vom Robert-Koch-Institut erstellt wurden, ergänzt. Diese gelten auch für Pflegeheime und mit Einschränkungen für Seniorenheime. Darüber hinaus können die Länder eigene Verordnungen erlassen, diese gehen üblicherweise jedoch nicht über die Hygieneanforderungen des Bundes hinaus. In diesen Verordnungen haben bereits mehrere Bundesländer den Einsatz von Tieren in Einrichtungen des Gesundheitswesens unter festgeschriebenen Regeln als problemlos definiert. Das ist ein wichtiger Punkt, denn generell ist somit die Tierhaltung in Einrichtungen nicht verboten!

Allerdings fehlt es immer noch an einer bundesweit gültigen Empfehlung bezüglich Mensch-Tier-Begegnungen (vgl. Weber/Schwarzkopf 2003, S. 8; Schwarzkopf 2015,9). Auch wenn es keine gesetzlichen Regelungen bezüglich der Tiereinsätze gibt, so ist es für interessierte Träger aus hygienischer Sicht empfehlenswert, sich vor dem ersten Tiereinsatz mit dem Gesundheitsamt als Aufsichtsbehörde (s. Kapitel 2.2.11) und der Berufsgenossenschaft

(s. Kapitel 2.2.12) zu verständigen, um abgesichert zu sein. Zudem sollte die Hygienefachkraft Ihrer Einrichtung informiert und einverstanden sein. Insbesondere sollte diese die Hygieneplan-Ergänzung zum Tiereinsatz nach § 36 Infektionsschutzgesetz gelesen, wenn notwendig ergänzt und abgenommen haben. Hier gilt das Gleiche wie bei dem Konzept – lieber einmal jährlich drüber schauen und aktualisieren, als mit einer veralteten, nicht mehr angewandten Hygieneplan-Ergänzung zu arbeiten. Holen Sie sich Ihre Hygienefachkraft mit ins Boot! Sie sollte Ihr erster Ansprechpartner in Hygienefragen rund um die TGI sein! Das gilt sowohl für interne als auch für extern in Einrichtungen gehende Anbieter.

Wer schreibt aber nun die Hygieneplan-Ergänzung? Intern die für die TGI verantwortliche Fachkraft in Kooperation mit der Hygienefachkraft. Bei externen Anbietern sollte man klären, ob diese schon Vorlagen vorhalten, welche die Einrichtung mit nutzen darf. Auch bei extern genutzten Angeboten sollte intern jemand Verantwortliches für die TGI festgelegt sein. Diese Person könnte auch bei extern genutzten Angeboten in Kooperation mit der Hygienefachkraft und idealerweise dem externen Anbieter die Ergänzung verfassen. Auf jeden Fall muss der Anbieter wissen, was drinsteht, sonst kann er diese Vorgaben natürlich nicht umsetzen!

Inhaltlich enthält die Hygieneplan-Ergänzung schwerpunktmäßig Themen rund um die Vermeidung von Schmutz, Prävention von Zoonosen und Reinigungsauflagen für Klienten, Räume sowie Zubehör. Kurzum alles, damit die Besuchten und das Personal durch die Tiere einem möglichst geringen Risiko ausgesetzt sind. Eine Version einer Hygieneplan-Ergänzung finden Sie unter Download 3.

Inhalte für eine Hygieneplan-Ergänzung

- **Ansprechpartner / zuständiger Mitarbeiter**
- **Rechtsgrundlage**
- **Anforderungen bezüglich des Tieres**
  (gesundheitliche und allgemeine Unbedenklichkeit, individuelle Kennzeichnung des Tieres, Impfungen, Endoparasiten, Ektoparasiten, Zugangsbeschränkungen für Tiere in Räumlichkeiten, Versorgung des Tieres, Entsorgung von Körperausscheidungen, Erkrankung des Tieres / Tierarztbesuche und Einsatzverbot, Versicherung)
- **Anforderungen an die Zielgruppen**
- **(Klienten, Bevollmächtigte oder Betreuer, Mitarbeiter)**
- **Reinigung und Desinfektion**
- **Maßnahmen zur Prävention**

2.2.3 Prophylaxeblatt oder Tierbestandsbuch & tierärztliche Betreuung

Im Prophylaxeblatt oder durch das Tierbestandsbuch (Dokumentation von Behandlungen durch den Tierarzt und Medikamentengaben) dokumentieren Sie, dass Sie die in der Hygieneplan-Ergänzung vorgeschriebenen Maßnahmen zur Hygiene bezüglich des Tieres einhalten. Arbeiten Sie nur mit einem oder zwei Tieren, wird ein Prophylaxeblatt, welches für jedes Tier geführt wird, wahrscheinlich ausreichen. Haben Sie jedoch einen größeren Tierbestand, wird Ihnen wahrscheinlich das Führen eines Bestandsregisters (Dokumentation von Tieranschaffungen und Abgängen) durch das Veterinäramt (s. Kapitel 2.2.10) auferlegt werden. Im Download 4 finden Sie ein Prophylaxeblatt sowie im Download 5 ein Muster für eine Tierbestandsbuchseite in Kombination mit einem Bestandsregister. Egal, für welche Variante Sie sich vorerst entscheiden, in beiden Fällen werden alle Daten zu Ihren Tieren aufgeführt und um tierärztliche Maßnahmen (mit Nachweisen vom Tierarzt zu Symptomen, Untersuchung, Probenentnahme, Diagnose, Behandlung) ergänzt. Somit sollten für die Behörde bei Einsicht in die Dokumente sowohl Rasse, Geburtsdatum, Geschlecht, individuelle Kennzeichnung durch Transponder etc., Datum der Übernahme durch Kauf, Geburt oder sonstiges mit Herkunftsort, Datum der Abgabe mit Abgabeort oder des Versterbens sowie alle erfolgten tierärztlichen Maßnahmen ersichtlich sein.

Der Tierarzt ist erster Ansprechpartner in Vorsorge und Gesundheitsfragen. Hier bekommt das Tier notwendige Impfungen und alle vom Besitzer zu verabreichenden Prophylaxemaßnahmen (wenn notwendig). Er kann Ihnen auch die Dokumentation für das Tierbestandsbuch ausdrucken.

Ein in der TGI tätiges Tier sollte regelmäßig zur Gesundheitsuntersuchung vorgestellt werden, um eventuelle Krankheiten frühzeitig zu erkennen; gegebenenfalls lassen Sie sich zusätzlich 1–2 Mal pro Jahr ein Gesundheitszeugnis für Ihr Tier ausstellen, indem der Tierarzt bestätigt, dass Ihr Tier aus seiner medizinischen Sicht für die TGI geeignet ist.

Diese Mindestdokumentation zu Ihrem Tierbestand könnten Sie um ein Beobachtungsblatt für die regelmäßige Kontrolle der Tiere ergänzen. Hier können Sie den Gesundheitszustand Ihrer Tiere zwischen den regelmäßigen Tierarztbesuchen erfassen und dokumentieren. Vermerkt wird hier z. B. wöchentlich, ob es Verhaltensänderungen, Änderungen im Fressverhalten, verändertes Fell, veränderten Kotabsatz etc. gibt. Auch die Zahn-/Krallen-/Klauen-/Huf- und Gewichtskontrolle kann hier vermerkt werden. (Im Download 6 finden Sie dazu das Beobachtungsblatt Tierwohl.)

KW: ____ **Beobachtungsblatt zum Tierwohl von Therapiebegleittier:** ____

Veränderung im / beim: (kurze Beschreibung)	**Mo**	**Di**	**Mi**	**Do**	**Fr**	**Sa**	**So**
Verhalten							
Fressverhalten							
Fell							
Kot- / Urinabsatz							
Zähne / Krallen / Klauen / Hufe							
Gewichtskontrolle (1x wö.)							
Beobachtung im Einsatz:							
Stressanzeichen (welche und kurze Situations-beschreibung)							

Hiermit bestätige ich die Richtigkeit meiner Angaben (Datum/ Unterschrift): ____

Abb. 2.1: Beobachtungsbogen zum Tierwohl (Download 6).

2.2.4 Gefährdungsanalayse

Es kann vorkommen, dass Behörden auch eine Gefährdungsbeurteilung sehen möchten. Es ist sicherlich bei der Konzepterstellung sinnvoll, über eine explizite Gefährdungsanalyse nachzudenken. Diese kann autark oder ergänzend als Punkt im Hygieneplan erstellt werden. Wenn Sie diese im Hygieneplan integrieren, sparen Sie sich viel doppelte Arbeit, da bei einem für sich alleinstehenden Dokument viele der Inhalte aus dem Konzept und der Hygieneplan-Ergänzung wiederholt werden müssen. Im Download 3 wurde ein Beispiel direkt in die Hygieneplan-Ergänzung mit eingearbeitet. Auch hier geht es inhaltlich, wie im vorherigen Kapitel, wieder um alles, damit die Besuchten und das Personal durch die Tiere einem möglichst geringen Risiko ausgesetzt sind. Jede die TGI durchführende Person Ihrer Einrichtung sollte von der Gefährdungsanalyse wissen und deren Inhalte umsetzen! Eine jährliche Kontrolle der Inhalte ist auch hier empfehlenswert.

Die Berufsgenossenschaft für Wohlfahrtspflege bietet unter dem Link www.bgw-online.de/DE/Arbeitssicherheit-Gesundheitsschutz/Gefaehrdungsbeurteilung/ eine Online-Gefährdungsbeurteilung für die Pflege an. Auch diese können Sie für die TGI Gefährdungsbeurteilung nutzen.

2.2.5 Unfalldokumentation

Wenn trotz sorgsam ausgearbeiteter Gefährdungsanalyse etwas passiert ist, muss das dokumentiert werden! Natürlich kann es leider dazu kommen, dass Tiere kratzen, beißen oder treten. Das kann niemand ausschließen. Dann kommt es auf die richtige Reaktion an. Ein Beispielformular dazu finden Sie unter Download 7. Jeder Vorfall sollte evaluiert und daraufhin abgewogen werden, ob das Tier für weitere Einsätze noch geeignet ist oder frühzeitig ausscheidet, aber natürlich trotzdem weiterhin bei Ihnen oder seiner Bezugsperson sein weiteres Leben verbringen darf. Auch bei unberechtigten Vorwürfen gegen ein Tier sollten diese erst einmal ernst genommen und dokumentiert werden. Es gab einen Fall in einem Pflegeheim: Dort wurde der Vorwurf laut, der Therapiebegleithund einer externen Fachkraft habe bei einer Bewohnerin Würmer eingeschleppt. Durch die entsprechende Nachweisführung auf Endoparasiten vor und direkt nach dem Vorfall, welche negativ war, wurde weiter nachgeforscht. Es kam heraus, dass der beschuldigende Angehörige seiner Mutter Beeren aus dem Wald mitgebracht hatte, die Überträger der Würmer waren. Das passiert leider, wenn zum Glück auch selten, und da hilft auch an dieser Stelle wieder ein gut installiertes TGI Managementsystem, wie in diesem Kapitel geschildert, weiter. Egal ob interner Mitarbeiter oder externer Dienstleister, jede Person, welche TGI in einer Einrichtung durchführt, sollte dieses Formular für den Notfall griffbereit haben. Es wird von der Einrichtung erstellt, da es inhaltlich sehr auf die Belange der Einrichtung zugeschnitten ist, von denen ein Externer nicht unbedingt weiß.

2.2.6 Versicherung

Die Tiere sollten zu Ihrem eigenen Schutz vor Forderungen bei Unfällen immer haftpflichtversichert sein! Bei ehrenamtlich tätigen Teams reicht eine normale (Hundehalter-)Haftpflichtversicherung in der Regel aus. Insofern Ehrenamtliche über einen Verein aktiv sind, hat dieser normalerweise eine Vereinshaftpflichtversicherung zum Schutz seiner Mitglieder abgeschlossen. Bei den externen Fachkräften muss das Therapietier mit in die Berufshaftpflichtversicherung eingeschlossen sein. Hat der Träger selber Tiere, sollten diese über die Einrichtungshaftpflichtversicherung mitversichert sein. Insbesondere bei Tieren, welche über die Größe von Nager, Vogel und Fisch hinausgehen, kann es sinnvoll sein, auch über eine zusätzliche Versicherung bei Operationen nachzudenken. Hier kommt man bei einer einzigen Operation mit Übernachtungen und Nachsorge schnell auf eine vierstellige Summe.

2.2.7 Mitarbeiterbelehrung

Bevor aus einer Idee weitere Handlungsschritte folgen, muss das Einverständnis der Leitung und/oder Geschäftsführung eingeholt werden. Es ist zudem zu empfehlen, diese schriftlich zu fixieren und alle weiteren Schritte im engen Austausch mit der Leitungsebene weiter zu planen. So sollte nach den Unfallverhütungsvorschriften der Berufsgenossenschaften/Unfallkassen das Personal aufgeklärt werden. Bereits im Arbeitsschutzgesetz (ArbSchG) findet sich unter § 5 Abs. 3 Nr. 5 ff. und § 12 eine Unterweisungspflicht.

Auszüge aus dem Arbeitsschutzgesetz
„§ 5 Beurteilung der Arbeitsbedingungen
(1) Der Arbeitgeber hat durch eine Beurteilung der für die Beschäftigten mit ihrer Arbeit verbundenen Gefährdung zu ermitteln, welche Maßnahmen des Arbeitsschutzes erforderlich sind.
(2) Der Arbeitgeber hat die Beurteilung je nach Art der Tätigkeiten vorzunehmen. Bei gleichartigen Arbeitsbedingungen ist die Beurteilung eines Arbeitsplatzes oder einer Tätigkeit ausreichend.
(3) Eine Gefährdung kann sich insbesondere ergeben durch
1. die Gestaltung und die Einrichtung der Arbeitsstätte und des Arbeitsplatzes,
2. physikalische, chemische und biologische Einwirkungen,
3. die Gestaltung, die Auswahl und den Einsatz von Arbeitsmitteln, insbesondere von Arbeitsstoffen, Maschinen, Geräten und Anlagen sowie den Umgang damit,
4. die Gestaltung von Arbeits- und Fertigungsverfahren, Arbeitsabläufen und Arbeitszeit und deren Zusammenwirken,
5. unzureichende Qualifikation und Unterweisung der Beschäftigten,
6. psychische Belastungen bei der Arbeit."
(gesetze-im-internet.de/arbschg/__5.html)

„§ 12 Unterweisung
(1) Der Arbeitgeber hat die Beschäftigten über Sicherheit und Gesundheitsschutz bei der Arbeit während ihrer Arbeitszeit ausreichend und angemessen zu unterweisen. Die Unterweisung umfasst Anweisungen und Erläuterungen, die eigens auf den Arbeitsplatz oder den Aufgabenbereich der Beschäftigten ausgerichtet sind. Die Unterweisung muss bei der Einstellung, bei Veränderungen im Aufgabenbereich, der Einführung neuer Arbeitsmittel oder einer neuen Technologie vor Aufnahme der Tätigkeit der Beschäftigten erfolgen. Die Unterweisung muss an die Gefährdungsentwicklung angepasst sein und erforderlichenfalls regelmäßig wiederholt werden." (gesetze-im-internet.de/arbschg/__12.html)

Die Berufsgenossenschaft für Wohlfahrtspflege, welche für soziale Einsatzbereiche zuständig ist, präzisiert die Paragrafen des Arbeitsschutzgesetzes unter anderem damit, dass Unterweisungen den Beschäftigten die nötige Qualifikation vermitteln sollen, um sich im Betrieb sicher und gesundheitsförderlich zu verhalten (bgw-online.de/DE/Arbeitssicherheit-Gesundheitsschutz/Sichere-Seiten/Arbeitshilfen/Unterweisungen/Pflege.html).

Zudem sollte das Verhalten bei Unfällen und Notfällen inklusive Notfallvorsorge und Verbandsbuch sowie spezifische Gefährdungen am Arbeitsplatz und deren Schutzmaßnahmen (ArbSchG § 12) bekannt sein. Verlangt wird demnach eine Aufklärung zum Umgang mit dem Tier, zur Vermeidung von Verletzungen und zu den Hygienemaßnahmen, auch bezüglich des Wohlbefindens des Tieres (Weber/Schwarzkopf 2003, S. 111). Eine Personalaufklärung und Motivation zum Tiereinsatz ist daher sehr zu empfehlen.

Alle Mitarbeiter, die im Rahmen ihrer Tätigkeiten mit dem Tier in Berührung kommen, können dabei in einer hausinternen Informationsveranstaltung auf den Umgang mit dem Tier vorbereitet (inklusive aller Risiken) und belehrt werden. Eine regelmäßige Wiederholung dieser Informationen ist empfehlenswert. Nach dem Einverständnis jedes Mitarbeiters, der theoretisch in Zukunft in Kontakt mit dem Tier kommen könnte, wird mit den Einsätzen begonnen.

Einschränkend können sich Allergien, Angst vor dem Tier oder religiöse Überzeugungen der Mitarbeiter auf den Tiereinsatz auswirken. Dann ist immer sicherzustellen, dass das Tier keinen Kontakt zu dem betroffenen Mitarbeiter hat, bzw. weitere Regelungen/Anweisungen sind schriftlich durch den Mitarbeiter festgehalten. Unter dem Download 8 finden Sie ein Muster einer Mitarbeiterbelehrung.

Egal ob ehrenamtliche, über die Einrichtung oder durch externe Dienstleister realisierte TGI, die Mitarbeiterbelehrung ist bei den Kollegen, welche mit dem Tier in Kontakt kommen, immer empfehlenswert.

2.2.8 Einwilligung

Ohne Einwilligung keine Intervention. Diese Grundregel sollte Ihnen wichtig sein. Vor dem ersten Besuch eines Tieres (egal ob über die Einrichtung, externen Dienstleister oder Ehrenamt) sollten die Klienten selbst, in unserem Einsatzbereich aber eher die Betreuer oder Bevollmächtigen, eine Einwilligung für die TGI ausfüllen. Hier können auch Einschränkungen wie z. B. aufgrund von Allergien oder Angst erfasst werden. Wird der Kontakt generell verneint, so wird das Tier vom Klienten ferngehalten und ein Einsatz in dem Bereich des Klienten muss gründlich abgewogen werden. Alle Klienten sollten dem Tierbesuch positiv gegenüberstehen (insbesondere darf keine Kontraindikation vorliegen), sonst muss auch hier eine sorgfältige Abwägung stattfinden. Ist ein tiergestützter Einsatz unter den Grundvoraussetzungen überhaupt gut für alle Beteiligten umsetzbar?

Kontraindikationen für die TGI können sein

- Allergie
- akute Infektionen
- Besiedelung mit multiresistenten Keimen
- Angst
- religiöse Überzeugungen
- aggressives Verhalten des Klienten
- konstante Grenzüberschreitungen des Klienten

Es ist hier immer sicherzustellen, dass das Tier keinen Kontakt zu dem betroffenen Klienten hat, bzw. weitere Regelungen/Anweisungen sind schriftlich durch den Klienten, Bevollmächtigten oder gesetzlichen Betreuer festzuhalten, insofern das möglich ist (z. B. bei Angst immer mindestens fünf Meter Abstand halten).

Unter Download 9 finden Sie ein Beispiel, wie eine Einwilligung aussehen könnte. Es hat sich bewährt, diese vor den Einsätzen zusammen mit dem Biografiebogen (s. Kapitel 1.1.1)auszugeben.

Achtung, denken Sie bei Tiereinsätzen in Gebäuden auch immer an deren Eigentümer, sofern Sie es nicht selber sind. Muss hier vielleicht eine Einwilligung vorliegen?

2.2.9 Dokumentation

TGI sollte dokumentiert werden. In Einrichtungen erfolgt das über die kontinuierliche Klienten-Dokumentation. Doch kann es im Rahmen einer professionellen Arbeit sinnvoll sein, diese Standarddokumentation um gezielte TGI Aspekte zu ergänzen, insbesondere um Detailfragen wie etwa:

- Planung für die Intervention
- Wie traten Klient und Tier in Kontakt?
- Was lief wie geplant?
- Was lief anders als geplant?
- Welche Anpassungen an den Einsatz müssen erfolgen?

- Wurde das Ziel der Intervention erreicht?
- Gab es besondere Emotionen oder Reaktionen des Klienten?

Fragen wie diese werden von der Standard-Dokumentation nicht erfasst, sind aber als wichtig für eine effektive tiergestützte Interaktion anzusehen. Im Download 10 finden Sie ein Beispiel einer Dokumentation sowie auch einer noch kompakteren Verlaufsdokumentation, sowohl für Einzelpersonen als auch Gruppen. Da die Zeit für Betreuung in Einrichtungen sehr knapp bemessen und der Dokumentationsaufwand hoch ist, wurde die Dokumentation hier bewusst kurz gehalten. Natürlich kann diese gerne auch noch präzisiert werden! Ein sehr schönes ausführliches Dokumentationsbeispiel finden Sie bei Otterstedt (2007, ab Seite 503).

2.2.10 Veterinäramt & Sachkundenachweis

Sobald ein Tier gewerblich eingesetzt und gehalten werden soll, muss das zuständige Veterinäramt informiert werden. Die Grundlage dafür bildet § 11 Abs. 1 Nr. 8 a) oder d) Tierschutzgesetz, welcher genau das verlangt.

Tierschutzgesetz vom 24.07.1972
„§ 11
(1) Wer […] gewerbsmäßig […]
a) Wirbeltiere, […] züchten oder halten,
d) Tiere zur Schau stellen oder für solche Zwecke zur Verfügung
stellen, […]
will, bedarf der Erlaubnis der zuständigen Behörde. […]
(5) Mit der Ausübung der Tätigkeit nach Absatz 1 Satz 1 darf erst nach Erteilung der Erlaubnis begonnen werden. Die zuständige Behörde entscheidet schriftlich oder elektronisch über den Antrag auf Erteilung einer Erlaubnis innerhalb einer Frist von vier Monaten ab Eingang des Antrags."(gesetze-im-internet.de/tierschg/BJNR012770972.html)

Wichtig ist hier das „gewerblich" – das heißt, wenn eine Einrichtung Tiere hält oder ein gewerblicher Dienstleister gegen Entgelt eine Einrichtung besucht, greift dieser Paragraf. Er gilt (noch) nicht bei rein ehrenamtlichen Tiereinsätzen, da diese nicht gewerblich erfolgen. Argumente, dass der Mitarbeiter einer Einrichtung die TGI ja ehrenamtlich außerhalb seiner Arbeitszeit oder ohne zusätzliche Vergütung und daher ehrenamtlich macht, gelten nicht. Im Steuerrecht gab es dazu bereits Entscheidungen, welche ein Ehrenamt verneinen, insofern es einen eindeutigen inhaltlichen Zusammenhang zum eigentlichen Arbeitsfeld des Mitarbeiters gibt. Das dürfte im Bereich der Pflege auch regelmäßig vorliegen, da die Betreuung der Klienten elementarer Bestandteil in den Einrichtungen ist und die TGI eine besondere Form der Betreuung darstellt (s. u. a. im BFH-Beschluss v. 11.12.2017 – VI B 75/17, datenbank.nwb.de/Dokument/Anzeigen/721710/). Natürlich ist dies alles aktuell Auslegungssache, man ist aber auf der sicheren Seite, wenn man den Tiereinsatz gleich beim Amt anmeldet.

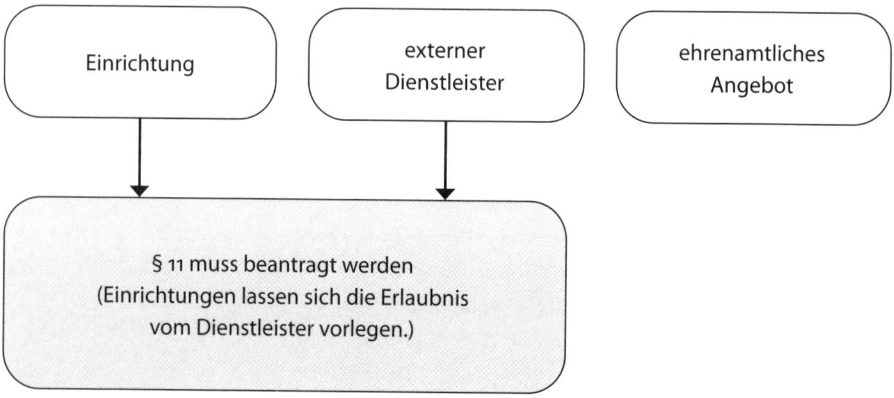

Abb. 2.2: Wer eine Erlaubnis beim Veterinäramt beantragen muss.

Den Antrag kann man in vielen Gemeinden schon online herunterladen. Mit dem Antrag wird in der Regel der Sachkundenachweis zur beantragten Tierart, ein aktuelles Führungszeugnis, oft auch Angaben zu den Räumlichkeiten in denen die Intervention stattfindet sowie zur Tierhaltung verlangt. Leider ist der Umgang der Ämter mit dem § 11 noch nicht einheitlich. So prüfen einige die Anträge sehr genau, wollen auch eine spezifische Weiterbildung nachgewiesen haben und erscheinen beim vor Ort Sachkundegespräch am Einsatzort zum Teil zu dritt mit externen Gutachtern zur geprüften Tierart. Andere dagegen sehen sich noch nicht als zuständig an. Daher ist es trotz Online-Anträgen empfehlenswert, das direkte Gespräch mit dem Amtsveterinär zu suchen und zu erfragen was er alles zur Bewilligung benötigt. Wenn Sie diesen Weg schriftlich gehen möchten, finden Sie unter Download 11 ein Beispielanschreiben für das Veterinäramt. Die Kosten für die Bearbeitung des Antrags fallen zur Zeit ebenso wie das Bewilligungsprocedere auch noch sehr unterschiedlich aus von zwei- bis hohen dreistelligen Summen wurde bereits berichtet. Das Gleiche gilt für den Bewilligungszeitraum. Es gibt sowohl unbefristete Bewilligungen mit Auflagen (auf Tier, Einsatzort und Halter festgelegt, ggf. mit Fortbildungspflichten) und Bewilligungen welche Auslaufen und eine neue Überprüfung nach sich ziehen. Es ist wünschenswert, dass die Verfahren zum § 11 in Bezug zur TGI vereinheitlicht werden. Zum Zeitpunkt der Buchveröffentlichung ist zumindest mit dem TVT (Tierärztliche Vereinigung für Tierschutz)-Sachkunde-Test TGI-Hund, auf den Veterinärämter seit 2018 zugreifen können, ein erster Schritt in diese Richtung getan (tierschutz-tvt.de/alle-merkblaetter-und-stellungnahmen/).

TIPP

Wenn Sie sich beim Veterinäramt melden, sollten Sie oder die verantwortliche Person für die Tierhaltung Wissen zur Anatomie, Physiologie, Aufzucht, Verhalten, Haltung, Fütterung, den wichtigsten Krankheiten, Hygieneanforderungen, rechtlichen Vorschriften wie Tierschutz- oder Haftungsrecht und Fähigkeiten im Umgang mit der anzumeldenden Tierart inklusive adäquater Trainingsmethoden haben sowie idealerweise nachweisen können.

EXKURS

Exkurs: Tierseuchenkasse
Sie setzen Schafe, Ziegen, Pferde, Geflügel oder sogar Schweine oder Rinder ein oder haben das perspektivisch vor?
Diese Tiere müssen bei der zuständigen Tierseuchenkasse angemeldet werden (Suchbegriff: Tierseuchenkasse + Bundesland)!
Zum Teil gibt es dazu noch artspezifische Datenbanken in denen Sie Ihre Tiere registrieren müssen.

Exkurs: Tiertransporte

In der Tierschutztransportverordnung – TierSchTrV wird geregelt, wie Tiere transportiert werden dürfen. Wenn Sie Ihre Tiere regelmäßig in Fahrzeugen transportieren, ist es sinnvoll, das beim Veterinäramt mit anzusprechen. Eventuell wird hierfür eine zusätzliche Erlaubnis durch das Amt benötigt.

2.2.11 Gesundheitsamt

Das Gesundheitsamt ist eine wichtige Behörde für Einrichtungen – auch in der TGI. Es möchte in der Regel alles bisher Aufgeführte (s. Kapitel 2.2.1 bis 2.2.10) mehr oder minder ausführlich von Einrichtungen sehen. Auch wenn es sich um ehrenamtliche Besuche handelt, lohnt es sich einmal diese Arbeit mit der Meldung bei der Behörde zu machen um rechtlich abgesichert zu sein, Standard ist das im Besuchstiersektor aber noch nicht. Es gibt auch Behörden bei denen Veterinäramt und Gesundheitsamt gekoppelt sind und sich mit dem Kontaktieren des Amtsveterinäres der Gang zum Gesundheitsamt erledigt. Das müssen Sie individuell in Erfahrung bringen. In Download 12 finden Sie ein Beispielanschreiben für das Gesundheitsamt.

2.2.12 Berufsgenossenschaft für Wohlfahrtspflege / Unfallkassen

Die BGW – Berufsgenossenschaft für Wohlfahrtspflege (bgw-online.de) bzw. Unfallkasse bei öffentlichen Trägern ist auch wieder eine Institution welche für Einrichtungen wichtig ist. Sie melden hier regelmäßig Ihre Mitarbeiter und Ehrenamtlichen, damit diese bei betriebsbedingten Unfällen abgesichert sind. Natürlich kann ein solches Ereignis auch einmal durch ein Tier ausgelöst werden. Daher ist es empfehlenswert, die BGW / Unfallkasse über den Tiereinsatz zu informieren. Hier reicht eine formlose Information ohne weitere Anlagen (z. B. in Download 13) um über diese mögliche „Unfallquelle" zu informieren.

2.2.13 Zusammenfassung

Zwölf Kapitel zu den Grundlagen der TGI (vor dem ersten Einsatz) sind viel, praktisch kann man das alles in einen Ordner packen und sollte es auch. Der TGI-Ordner enthält auf den ersten Griff alles was Kontrollinstanzen wie die Heimaufsicht oder der medizinische Dienst der Krankenkassen, interessierte Angehörige und Leitungsmitglieder möglicherweise sehen möchten. Hier fassen Sie alle zur TGI erarbeiteten und ausgestellten Dokumente zusammen. Der Aufbau könnte wie folgend gestaltet sein:

Allgemeines

- Vertrag/Vereinbarung
- Qualifikationsnachweise

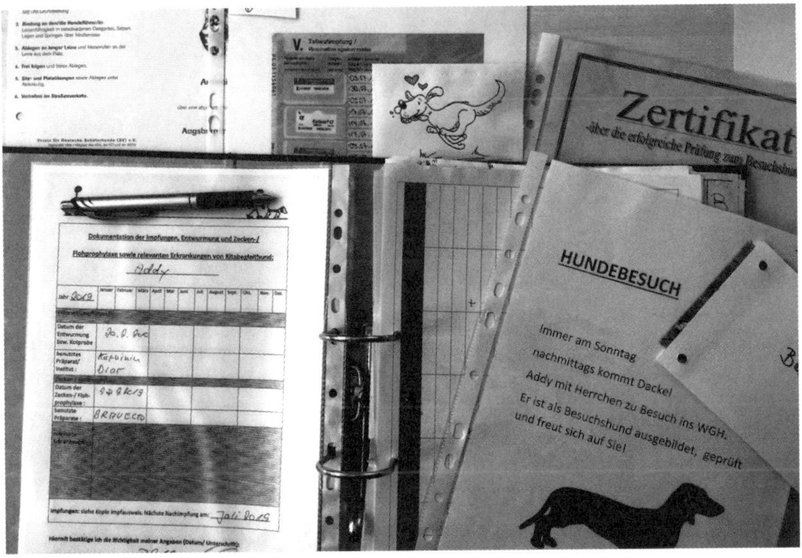

Abb. 2.3: In den Einsatzordner kommen alle wichtigen Dokumente für den Einsatz.

- Konzept (s. Kapitel 2.2.1) inklusive Gefährdungsanalyse (s. Kapitel 2.2.4)
- ggf. Flyer/Visitenkarte
- Dokumentation (s. Kapitel 2.2.9) → hier lohnt sich wegen des Datenschutzes und des Umfangs ein eigener Ordner

Belehrungen

- Mitarbeiterbelehrung (s. Kapitel 2.2.7)
- Info/Einwilligung Klienten (s. Kapitel 2.2.8)

Hygiene

- Hygieneplan-Ergänzung (s. Kapitel 2.2.2)
- Prophylaxeblatt inklusive Nachweisen wie der jährlichen tierärztlichen Unbedenklichkeitserklärung, wenn vorhanden: Laboruntersuchungen (s. 2.2.3)
- Kopie des Impfausweises (wenn vorhanden)

Ämter und Haftung

- Antrag und Bewilligung Veterinäramt (s. Kapitel 2.2.10)
- Information und Antwort Gesundheitsamt (s. Kapitel 2.2.11)
- Information und Antwort BGW / Unfallkasse (s. Kapitel 2.2.12.)
- Versicherungsnachweis (s. Kapitel 2.2.6)
- Unfalldokumentation (s. Kapitel 2.2.5)
- Fortbildungsnachweise

Aushang

Zur Information, wenn Sie in geschlossenen Räumen arbeiten

Checkliste – an alles gedacht?

- Vorstellen des Tieres und der TGI durchführenden Person- Qualifikationen, Konzept, Versicherung, involvierte Ämter?
- Arbeitsanweisungen? Was ist gewünscht? Einsatzform? Wann und wie oft? Unterstützung durch das Personal?
- Kontraindikationen?
- Unterstützung durch Leitung und Kollegen? Personalmotivation und Aufklärung? (Mitarbeiterbelehrung)
- Räume die besucht werden sollen? Sperrzonen (neben Küche, Wäscherei) –Hygieneplan-Ergänzung, Prophylaxeblatt oder Tierbestandsbuch?
- Ruhezone für das Tier? Kann ich das Tier gut lesen (seine Signale erkennen) und damit vor Überforderung schützen sowie es laut Konzept tierschutzgerecht seinem Wesen entsprechend einsetzen?
- Einsatzfrequenz?
- Dokumentation? In welcher Form?
- Information über Einsätze für Besuchte/Bevollmächtigte/Betreuer – Möglichkeiten zum Widerspruch geben → durch die Einrichtung/Klienten-Einwilligung?
- Aushang über TGI-Termine?
- Information über Parasitenprophylaxe, Impfungen und medizinische Versorgung des Tieres – Aufklärung über mögliche Einsatzhindernisse? (Vertrag ausfüllen, Zusatzvergütung oder Honorar vereinbaren bzw. Stellenbeschreibung anpassen)
- Ansprechpartner in Einrichtung (in Vereinbarung festgelegt)? Einsatzordner der in der Einrichtung verbleibt anlegen, in dem alles hier Genannte seinen Platz findet
- Selbstevaluation – Was kann ich verbessern? → ständiger Prozess für einen selbst (Was kannst ich tun, um die Situation für mich / das Tier noch zu verbessern? Wie Zeitrahmen, Besuchsfrequenz, Leckerli-Benutzung, Lob, Gehorsam des Tieres, „Spiele“, Ruhemöglichkeit, Wasser, was hat gestört oder nicht so gut geklappt
- Flexibilität und Methodenvielfalt sowie Sicherheit liegen vor, um situationsgerecht auf Klient und Tier reagieren, Abläufe anpassen oder abbrechen zu können sowie auf eventuelle Notfälle reagieren zu können?

(nach Kahlisch Markgraf/Grünig 2018, S. 45)

2.3 Abrechnungsmöglichkeiten

Bis 2019 gibt es keine direkte Abrechnungsmöglichkeit für tiergestützte Interventionen in stationären Einrichtungen des Gesundheitswesens. Für die stationäre Altenhilfe müssen demnach andere Wege einer Refinanzierung gefunden werden. In teilstationären und ambulanten Betreuungsformen werden durch die Pflegeversicherung jedoch zwei mögliche Abrechnungswege eingeräumt.

2.3.1 Stundenweise Verhinderungspflege

Die Option der stundenweisen Verhinderungspflege nach § 39 SGB XI kann quasi immer abgerechnet werden. Der Paragraf besagt, dass jeder mit mindestens Pflegegrad zwei (welcher schon sechs Monate vorliegt) pro Jahr 1.612 Euro für die Verhinderungspflege zur Verfügung hat. Diese gelten pro Kalenderjahr und verfallen regelmäßig zum 31.12. Sie stehen ab 01.01. wieder in voller Summe zur Verfügung. Angehörige können dieses Geld nur für die „stundenweise Verhinderungspflege" abrechnen. Wichtig ist hier der Antrag bei der Pflegekasse, er muss auf „stundenweise Verhinderungspflege" ausgefüllt werden.

DEFINITION

Die **stundenweise Verhinderungspflege** besagt, dass eine dritte Person (Sie) stundenweise (unter acht Stunden am Stück) bei Verhinderung der Pflegeperson (welche im Pflegegutachten steht) zur Versorgung des Pflegebedürftigen in dessen Haushalt kommt; alternativ können auch Praxisräume, Höfe usw. aufgesucht werden. Es müssen keine Angaben zu der Verhinderung gemacht werden, die Angabe „Sonstiges" reicht im Antrag aus.

Was Sie als Ersatzpflegeperson inhaltlich machen, wird von der Pflegekasse nicht überprüft. Es muss für die Kasse ersichtlich sein, dass es um eine Entlastung für den verhinderten Angehörigen geht. Hierfür benötigen Sie keinen vorherigen Kontakt mit der Pflegekasse. Der Antrag wird in der Regel einmal pro Jahr von der Pflegeperson ausgefüllt. Als Antragszeitraum empfiehlt es sich, gleich den 01.01.–31.12. des laufenden Jahres anzugeben (bzw. im Startjahr das Datum ab Beginn der Einsätze). Im Antrag müssen zudem Angaben zu Ihnen als Anbieter tiergestützter Interventionen und zum Preis der geplanten Leistungen gemacht werden.

> **!** Wichtig ist, dass diese Leistungen nur beantragt werden können, wenn eine Pflegeperson im Gutachten des Medizinischen Dienstes der Krankenkassen angegeben ist, da es sich hier um eine Leistung handelt, welche sich erst aufgrund der Verhinderung dieser Person ergibt. Ohne Pflegeperson keine Verhinderungspflege!

Ist der Antrag abgeschickt, erfolgt in der Regel eine kurzfristige Bewilligung durch die Pflegekasse. Dann stehen Sie vor der Entscheidung, ob Sie bei dem Angehörigen Ihre Rechnung einreichen, er Sie bezahlt und sich dann mit Ihrer Rechnung das Geld von der Kasse zurückholt, oder ob Sie sich die Rechnung abtreten lassen. Das heißt, die Kasse wird informiert, dass Sie Ihre Rechnung an die Kasse senden dürfen und die Kasse bezahlt Sie direkt ohne Umweg über den Angehörigen. Oftmals fügen Kassen dem Bewilligungsschreiben ein entsprechendes Abtrittsschreiben für den Angehörigen bei.

TIPP

Diese zweite Variante – der Weg direkt über die Kasse – ist sicherlich die kundenfreundlichere Variante, ebenso wie das Angebot, den Antrag gemeinsam auszufüllen. So wissen Sie auch, dass inhaltlich alle Angaben korrekt sind. Jedoch besteht bei einer Abrechnung direkt mit der Kasse immer das Risiko, dass das Budget bereits aufgebraucht sein könnte. Es ist daher empfehlenswert, sich das Restbudget von der Kasse schriftlich anzufordern. Im Vertrag ist eine Klausel sinnvoll, welche besagt, dass der Klient die Kosten selber tragen muss, insofern das Budget schon durch Dritte aufgebraucht wurde.

Falls die 1.612 Euro knapp werden, kann übrigens auch noch der hälftige Anspruch aus der Kurzzeitpflege übertragen werden. Für die Kurzzeitpflege stehen ebenso 1.612 Euro pro Jahr zur Verfügung. Demnach kann das Verhinderungspflegebudget noch einmal um 806 Euro auf 2.418 Euro Gesamtbudget pro Pflegebedürftigem pro Jahr aufgestockt werden. Diese Übertragung findet auch per Antrag an die Kasse statt.

An alles gedacht? Der korrekt ausgefüllte Verhinderungspflegeantrag

- vom 01.01.–31.12. des Jahres beantragt
- angegebene verhinderte Pflegeperson steht im Pflegegutachten.
- Verhinderung wegen „Sonstigem"
- stundenweise Verhinderungspflege ist angekreuzt
- Sie sind als Dienstleister erwähnt

2.3.2 Entlastungsleistungen

DEFINITION

Entlastungsleistungen nach § 45 b SGB XI stellen die zweite Option einer Abrechnungsmöglichkeit mit den Pflegekassen dar. Jeder Person mit Pflegegrad stehen ab Bewilligung des Pflegegrades monatlich 125,00 € für Entlastungsleistungen zur Verfügung.

Einerseits können Hauskrankenpflegen nach § 45 b SGB XI Leistungen außerhalb der klassischen Angebote bei der Kasse anerkennen lassen und diese dann abrechnen. Allerdings dürfen diese Angebote nicht teurer sein als die vergleichbaren Sachleistungen. Daher ist der Einsatz einer Fachkraft in der tiergestützten Intervention für die Hauskrankenpflegen finanziell eher unattraktiv.

DEFINITION

Der zweite Weg einer Abrechnung ist gemäß § 45 b SGB XI die Anerkennung als **niedrigschwelliges Entlastungsangebot**. Hier sind je nach Bundesland auch alternative Betreuungsangebote wie etwa Yoga, Musiktherapie oder eben unsere TGI mit 30 bis 70 Euro pro Stunde anerkannt.

Der Gesetzgeber hat die Anerkennung dieser Angebote (leider) als Länderangelegenheit erklärt. Das heißt, in jedem Bundesland sind die Anerkennungsvoraussetzungen anders. Einige Bundesländer machen es den oben genannten alternativen Dienstleistungsangeboten außerhalb der klassischen Betreuung sehr einfach, einige (sehr wenige) Bundesländer schließen sie jedoch regelrecht aus. Für Ihre weitere Recherche sind in Tabelle 2.2 die Bundesländer mit den jeweiligen Verordnungen (deren letzten Stand der Aktualisierung) und die Anerkennungsstellen aufgelistet.

Tab. 2.2: Übersicht über die Anerkennungsverordnungen der Bundesländer.

Bundesland	Verordnung	Stand der Aktualisierung	Anerkennungsstelle
Baden-Württemberg	Unterstützungsangebote-Verordnung – UstA-VO	17.01.2017	Anerkennung über das zuständige Landratsamt, keine zentrale Stelle zur Anerkennung
Bayern	Verordnung zur Ausführung der Sozialgesetze Teil 8, Abschnitt 5–8	08.12.2015	zentrale Anerkennung über das Zentrum Bayern Familie und Soziales
Berlin	Pflegeunterstützungsverordnung – PuVO	05.09.2017	Anerkennung zentral über die Senatsverwaltung für Integration, Arbeit und Soziales
Brandenburg	Angebotsanerkennungsverordnung – NBEA-AnerkV	04.01.2016 (basiert zum Redaktionsschluss noch auf dem alten §45b Abs. 4, der vor 2017 galt – das ist schwierig für innovative Angebote wie die TGI)	zentrale Anerkennung über das Landesamt für Soziales und Versorgung des Landes Brandenburg
Bremen	Verordnung über die Anerkennung und Förderung von Angeboten zur Unterstützung im Alltag nach dem 11. Buch des Sozialgesetzbuches für das Land Bremen	25.04.2017	zentrale Anerkennung über die Senatorin für Soziales, Jugend, Frauen, Integration und Sport

Bundesland	Verordnung	Stand der Aktualisierung	Anerkennungsstelle
Hamburg	Hamburgische Pflege-Engagement Verordnung – HmbPEVO	31.01.2017	zentrale Anerkennung durch die Behörde für Gesundheit und Verbraucherschutz Fachabteilung Senioren und Pflege
Hessen	Pflegeunterstützungsverordnung – PfluV	18.07.2017	Anerkennung in den kreisfreien Städten durch den Magistrat, in den Landkreisen durch den Kreisausschuss
Mecklenburg-Vorpommern	Betreuungsangebote-Landesverordnung – BetrAngLVO M-V	15.11.2017	zentrale Anerkennung durch das Landesamt für Gesundheit und Soziales Mecklenburg-Vorpommern
Niedersachsen	Verordnung über die Anerkennung von Angeboten zur Unterstützung im Alltag nach dem 11. Buch des Sozialgesetzbuchs – AnerkVO SGB X	09.11.2017	zentrale Anerkennung über das Niedersächsische Landesamt für Soziales, Jugend und Familie
Nordrhein-Westfalen	Anerkennungs- und Förderungsverordnung – AnFöVO	05.01.2019	zentrales Online-Anerkennungsverfahren über das Ministerium für Arbeit, Gesundheit und Soziales des Landes Nordrhein-Westfalen
Rheinland-Pfalz	Landesverordnung über die Anerkennung und Förderung von Angeboten zur Unterstützung im Alltag, über die Förderung von Modellvorhaben und initiativen des Ehrenamtes sowie über die Förderung der Selbsthilfe nach den §§ 45 a, 45 c und 45 d des 11. Buches Sozialgesetzbuches	12.07.2017	zentrale Anerkennung über die Aufsichts- und Dienstleistungsdirektion Trier, Referat 24

Bundesland	Verordnung	Stand der Aktualisierung	Anerkennungsstelle
Saarland	Verordnung über die Anerkennung und Förderung von Angeboten zur Unterstützung im Alltag sowie über die Förderung von Initiativendes Ehrenamts und der Selbsthilfe nach dem 11. Sozialgesetzbuch	28.03.2017	Anerkennung über den jeweiligen Gemeindeverband
Sachsen	Betreuungsangeboteverordnung- BetrAngVO	16.12.2015	zentrale Anerkennung durch den Kommunalen Sozialverband Sachsen
Sachsen-Anhalt	Pflege-Betreuungs-Verordnung – PflBetrVO	13.02.2017	Anerkennung zentral durch die Sozialagentur Sachsen-Anhalt
Schleswig-Holstein	Alltagsförderungsverordnung – AföVO	10.01.2017	zentrale Anerkennung durch das Landesamt für soziale Dienste
Thüringen	Thüringer Verordnung über die Anerkennung und Förderung von Angeboten zur Unterstützung Pflegebedürftiger im Alltag – ThürAUPAVO	21.11.2017	zentrale Anerkennung über das Thüringer Landesverwaltungsamt (TLVwA), Referat 630

In der Regel gibt es ein einheitliches Antragsformular pro Bundesland, welches zusätzliche Nachweise wie Konzept, Versicherungsnachweis, oder Qualifizierung etc. verlangt.

Ist Ihr Angebot nach dem Anerkennungsprozess anerkannt, haben Sie wieder die Option, über die Pflegeperson oder die Pflegekasse abzurechnen (Kapitel 2.3.1).

TIPP

Gut zu wissen: Das Budget von monatlich je 125 Euro sammeln die Anspruchsberechtigten das ganze Kalenderjahr. Das so gesammelte Guthaben verfällt erst zum 30.06. des Folgejahres. Es ist beispielsweise der 03.02.20, Frau Meier hat seit Januar 2019 einen Pflegegrad und ihr Budget aus § 45 b SGB XI nie genutzt. Dann steht am Stichtag noch das komplette Budget vom Vorjahr zur Verfügung (1.500 Euro, welche erst zum 30.06. im aktuellen Jahr verfallen) zuzüglich 250 Euro aus dem aktuellen Jahr, zu welchen jeden Monat 125 Euro dazu kommen.

3 Tiere in der TGI bei Demenz

Tiere können sehr viel bewirken, gerade bei Menschen, welche an Demenz erkrankt sind. Das können Sie aber nur, wenn sie selbst nicht instrumentalisiert, ausgenutzt oder vernachlässigt sind. Das bedeutet also, dass Mindestanforderungen an Haltung und Einsatz erfüllt sein müssen. In diesem Kapitel geht es genau darum, es kann aber keinen umfassenden Überblick über die jeweilige Tierart geben. Es gibt einen ersten Einblick, wie ein Tier, welches im Rahmen der TGI eingesetzt werden soll, versorgt werden sollte, um ein möglichst hohes Maß an Wohlbefinden bei ihm zu erzeugen, welches das Tier dann auch in seinen Einsätzen weitergeben kann.

3.1 Bedürfnisse des Tieres

„Während Gesundheit und Wohlbefinden der Tiere ganz allgemeine Grundvoraussetzungen für ihren Einsatz im sozialen Bereich darstellen, sind für das einzelne Tier seine charakterliche Eignung, frühzeitige und intensive Sozialisation auf Menschen sowie eine sorgfältige Vorbereitung auf den Arbeitseinsatz durch systematisches Training ausschlaggebend." (TVT Merkblatt 131.1, 2013, S. 8)

Im Folgenden wird nicht immer wieder explizit auf die Grundlagen der Tierhaltung und des Einsatzes eingegangen. Diese (s. Kasten) sollten immer eingehalten werden.

Jede Tierart hat Mindestanforderungen an Haltung und Einsatz, universell gilt:

- klares Nutzungskonzept liegt vor
- Sachkunde zum eingesetzten Tier, insbesondere seiner Stresssignale, und eine stabile Beziehung zum Tier durch den es betreuenden und TGI durchführenden Menschen
- behutsame Gewöhnung an das Einsatzsetting, positive Verstärkung als Trainingsmethode
- Freiwilligkeit des Tieres (Autonomieprinzip), aber auch des Klienten (kein Gießkannenprinzip)
- Tier nicht mit dem Klienten allein lassen (Verletzungsgefahr)
- lange ungestörte Ruhepausen mit Kontakt zu Artgenossen in artgerechter abwechslungsreicher und sauberer Unterbringung
- Rückzugsoption in den Ruhepausen und im Einsatz
- Reizüberflutung im Einsatz und der Freizeit vermeiden (z. B. durch Gerüche, Licht, Lautstärke, unpassende Temperatur), Gefahren je nach Tierart, z. B. durch ungeeignete Untergründe (glatter Boden) oder Sonstiges (Giftpflanzen, Stromkabel, Kippfenster oder Türen [einquetschen] etc.) beseitigen
- unkontrollierte Futtergaben vermeiden
- regelmäßig hochwertiges Futter reichen, Leckerlis ausgewählt in Maßen nutzen – nicht zur Bestechung einsetzen
- Wasser muss immer bereitgestellt werden
- regelmäßige Gesundheits-/Gewichtskontrollen
- kranke oder krank wirkende Tiere gehen nicht in den Einsatz und werden umgehend tierärztlich versorgt
- bei Haltung in einer Einrichtung muss die tägliche Versorgung von Montag bis Sonntag sichergestellt sein
- bei in Räumlichkeiten der Klienten eingesetzten Tieren den Einsatzbereich immer auf Tabletten hin absuchen. Für Notfälle Nummer des Giftnotrufes und eine tierartspezifische Notfallapotheke griffbereit haben (bvl.bund.de/DE/01_Lebensmittel/03_Verbraucher/09_InfektionenIntoxikationen/02_Giftnotrufzentralen/lm_LMVergiftung_giftnotrufzentralen_node.html)

TGI erfordert bis auf die reine Präsenzmethode (z. B. Aquarien oder Ziervögel in Volieren) immer eine längere Übungs- und Gewöhnungsphase im Voraus des Einsatzes. Diese sollte eine positive Verknüpfung an den Einsatzort zum

Ziel haben. Diese Zeit muss eingeplant und darf nicht unterschätzt werden! Gerade bei Hunden hat sich das Clickern oder die Nutzung eines Markerwortes insbesondere auch im TGI-Kontext glücklicherweise weitestgehend durchgesetzt. Diese Methode der positiven Verstärkung ist aber nicht nur für Hunde, sondern für fast alle (in der TGI eingesetzten) Säugetiere anwendbar und es gibt mittlerweile auch für fast jede Tierart Fachliteratur zum Clickern (diese ist unter Kapitel 3. auch mit entsprechenden Literaturverweisen erwähnt). Mit dieser Methode erreichen Sie durch zielgenaue Bestätigung schnelle Trainingserfolge ohne Druck und Zwang – eine Grundvoraussetzung der TGI. Es kann z. B. das Interesse des Tieres am Klienten damit belohnt werden, um dem Tier zu zeigen, dass es genau das ist, was wir uns ja von ihm wünschen. Wenn das Tier die Anlagen dazu hat, auf Menschen zuzugehen (und nur dann!), können wir diese über das Clickern quasi nebenbei ausbauen. Aber das benötigt Zeit und gegebenenfalls ein Seminar zum zielgenauen Einsatz dieser Methodik. Auch andere praktische Dinge wie in die Transportbox zu gehen oder die Krallen- und Fellpflege an ein Target zu knüpfen oder einem Target zu folgen, können über das Clickern ganz gewaltfrei aufgebaut werden. Klingt das nicht viel schöner als – wir schaffen uns drei Kaninchen an und bereits am zweiten Tag werden sie geschnappt und durch die Bereiche getragen? Kooperation fühlt sich besser an als Erdulden. Genau das merken auch die Klienten. Gerade bei Demenz, wo vieles verloren geht, aber die Gefühle immer wichtiger werden. Ein Tier, welches mit Freude und Motivation arbeitet, bewirkt beim Klienten mehr als beispielweise ein Hund, den man beim fünften Einsatz in der Woche schon fast hinter sich her ziehen muss. Verstehen Sie Clickern aber bitte nicht als Zaubermittel, um aus jedem Tier ein Therapiebegleittier machen zu können. Tiere sollten immer im Rahmen ihrer Ressourcen ausgebildet und eingesetzt werden. Methoden im Einsatz sollten sorgfältig ausgewählt und passend zum Tier und dem Klienten eingesetzt werden. Das heißt, zuerst steht immer das Tier mit seinen Bedürfnissen und Talenten, dann folgt die Person, welche das Tier einsetzt. Sie plant die Intervention so, dass das angestrebte Ziel zum Tier und ihr selbst passt. Erst dann folgt der Klient– passt das Geplante auch zu seinen Bedürfnissen?

Hier geht es um Authentizität: Wenn der das Tier einsetzende Mensch nicht hinter der Methode steht, ist er nicht authentisch. Authentizität ist aber wichtig im Umgang mit an Demenz erkrankten Personen. Ebenso wie Empathie: Wenn das Tier in eine Rolle gezwungen wird, in die es nicht möchte, zeugt es von wenig Empathie seitens des Tierhalters. Auch das kann bei einem an Demenz erkrankten Menschen zu einem Kommunikationshindernis werden. Kennen Sie Aussagen wie „Der ist heute aber müde!",

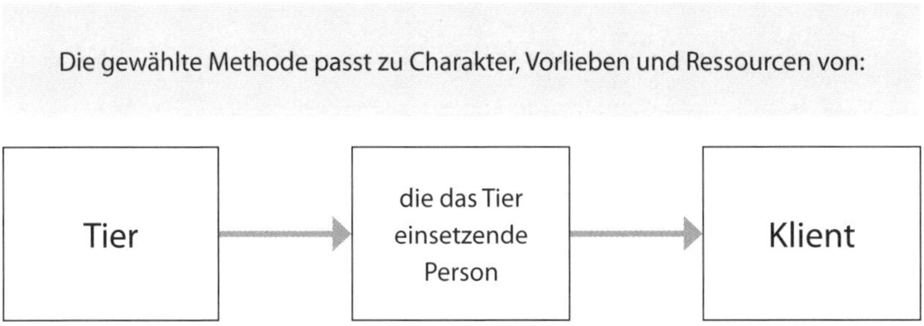

Abb. 3.1: Einsatzplanung im Sinne des Tierwohls

weil ein Hund gähnt, oder „Es hat heute keine Lust!", weil sich das Meerschweinchen im Haus versteckt? Beschwichtigt vielleicht der Hund einfach gerade, weil man ihn bedrängt? Wird es sogar erkannt, aber nicht benannt, weil der Klient gerade so viel Freude hat? Wurde das Meerschweinchen gar nicht an die Situation gewöhnt? Hat es nicht nur keine Lust, sondern vielleicht sogar Angst? Empathie und Authentizität – wo sind sie in solchen Situationen? Hier bewegen wir uns mitten im Bereich der Ethik, in der TGI ein sehr wichtiges Feld, welches auch in der Forschung immer mehr in den Mittelpunkt rückt. Ethik ist „die Lehre vom richtigen Handeln und Wollen." (Beetz et al. 2018, S. 76) Diese „steht für die Notwendigkeit, dass Menschen die Angelegenheiten von Tieren und Menschen so regeln, dass sie für Tiere und Menschen in eine erstrebenwerte Zukunft führen" (Olbrich in Beetz et al. 2018, S. 76 – in dieser Veröffentlichung gibt es mehrere Ausführungen zum Thema Ethik).

Diesem Zitat ist nichts hinzuzufügen, und diese Haltung sollte der Ausgangspunkt einer jeden Planung für tiergestützte Einsätze sein.

Um das Tierwohl im Arbeitsalltag nicht aus den Augen zu verlieren, ist eine regelmäßige Evaluation, Reflexion und ein gewisses Maß an Qualitätsmanagement notwendig. Wenn alle im Kapitel 2 aufgestellten Anforderungen an den Einsatz erfüllt wurden, sind Sie hier schon gut aufgestellt. Es lohnt sich zusätzlich trotzdem, nach jedem Einsatz einige kurze Reflexionsfragen ehrlich zu beantworten und das Setting gegebenenfalls daraufhin anzupassen.

Beispielhafte Reflexionsfragen

- Traten Tier und Klient freudig und motiviert miteinander in Kontakt? Wenn nein: warum?
- Hatte das Tier Stress? Wenn ja in welchen Situationen? Wie kann ich das das nächste Mal verhindern?
- Brach der Kontakt zwischen Tier und Mensch ungewollt ab? Warum? Kann an dem Setting etwas verändert werden?
- Was lief im Setting anders als geplant? War es positiv oder negativ?
- Ergeben sich daraus Anpassungen für die nächsten Termine?
- Kam es zu einer Gefährdungssituation für Tier oder Mensch? Wenn ja warum? Konsequenz daraus?
- Bin ich zufrieden mit der Einheit? Was lief gut? Was kann besser gemacht werden?
- etc …

Bereits vor der Intervention sollte das Ziel der Maßnahme, die räumlichen oder örtlichen Gegebenheiten sowie Ansprüche der Klienten klar definiert sein. Auch die Frage, ob der Klient durch die TGI eine Bereicherung erfährt oder andere Methoden zur Zielerreichung passender sind, sollte objektiv beantwortet werden (Beetz et al. 2018, 85).

Aus den eben beschriebenen Interaktionsformen mit dem Tier bleibt nur der Schluss übrig, dass im Kontakt mit diesem eine Intervention zwischen zwei Lebewesen mit jeweils eigenen Bedürfnissen stattfindet. Das geschieht soweit es möglich ist gleichberechtigt, immer freiwillig und den anderen sehend und akzeptierend. Daher sind veraltete, oft vom Militär hergeleitete Begriffe wie Unterordnung, Dominanz, gefügig machen, Kommando oder auch der ist stur, der bockt, der muss mal gezeigt bekommen wer der Chef ist, kein Ansatz für die TGI. Das Gegenüber wird akzeptiert wie es ist, jedes Verhalten hat eine Ursache – oft durch den Menschen ausgelöst.

Im Rahmen der Kommunikation mit dem Tier empfiehlt es sich daher statt Kommando das Wort Signal zu verwenden. Signale bekommt jedes Lebewesen in der Interaktion mit seiner Umwelt und man kann diese befolgen oder nicht. In unsere Menschenwelt übertragen könnte man es mit der Arbeitszeit bei Angestellten vergleichen (Kommando), wird diese nicht eingehalten, wird der Arbeitgeber Maßnahmen ergreifen, man entkommt dieser Aufforderung nicht oder hat alternativ keine Arbeit mehr. Anders ist es doch mit roten Ampeln oder Stopp-Schildern (Signal), diese sollten wir beachten, aber tun wir es immer in der korrekten laut StVo geforderten Form? Was wirkt nun bedrohlicher auf Sie? Und was hat die härteren Konsequenzen? Regelmäßig unerlaubt zwei Stunden zu früh Feierabend machen oder regelmäßig bei einem Stoppschild nicht die geforderten drei Sekunden zu warten? Ähnlich ist es bei der Wortwahl in der Interaktion mit Tieren. Dadurch kann vieles möglich werden, sollte es aber niemals müssen! Oder wie es Wohlfarth, Mutschler und Beetz so schön kurz auf den Punkt gebracht haben (2013, 38): „Kommandos muss man befolgen, Signale darf man befolgen."

Die Veröffentlichung „Qualitätsentwicklung und Qualitätssicherung in der Praxis tiergestützter Interventionen" (Olbrich, Wohlfahrt, 2014) befasst sich intensiv mit dem Thema Qualität und Reflexion und ist unter: esaat.org/qualitaetssicherungqualitaetsentwicklung/ (unter gemeinsame Qualitätsstandards) kostenlos abrufbar.

Das Kapitel soll mit der Empfehlung feste Umgangsregeln für den Tierkontakt festzulegen, abgeschlossen werden. Hier eine beispielhafte nicht abschließende und ergänzte Aufzählung nach Zwenger (2008, 142):

- Tier nur in Absprache mit/durch die Betreuungsperson aus dem Raum/Gehege/Stall nehmen.
- Kein Klopfen an den Käfig, das Gehege, die Tür etc.
- Transporte erfolgen nur im geeigneten Transportmittel.
- Fütterung nur in Rücksprache mit der Betreuungsperson.
- Keine Störung in den Ruhephasen.
- Tier nicht zum Klienten / in Klientenbetten verbringen, wenn es das nicht mag.
- Kein Anfassen mit eingecremten oder frisch desinfizierten Händen.
- Kontakt mit fremden Tieren ist im Sinne der Tiere zu verhindern, wenn diese dadurch Stress haben.
- Stressoren durch Lärm, Geräusche, Düfte etc. möglichst gering halten.
- Veränderungen am Tier welches im Stall, Gehege etc. gehalten wird, werden umgehend der Bezugsperson zur weiteren Abklärung gemeldet.

Passen Sie diese Umgangsregeln an Ihre Einrichtung an und informieren Sie alle Personen welche Kontakt mit den Tieren haben darüber (z.B. Aushang).

3.2 Bedürfnisse der Klienten

Auch beim Klienten gibt es aufgrund des Krankheitsbildes und der kognitiven, sowie gegebenenfalls auch physischen Einschränkungen einiges zu beachten, um ein möglichst ideales Setting gewährleisten zu können. Unter Kapitel 1.2 und Kapitel 2.2 wurde das bereits ausführlich erörtert.

Wenn das unter Kapitel 3.1 Geschilderte berücksichtigt wurde, fühlen sich die Tiere wohl – es herrscht eine entspannte Stimmung während der Intervention welche auch dem Klienten zu Gute kommt. Ziele der Intervention können sein:

- körperliche Mobilisierung
- ganzheitliches Fördern der Sinne (visuell, auditiv, taktil, olfaktorisch)
- mentales Training über Ansprache des Tieres mit Namen
- Aufmerksamkeit und Konzentrationsspanne fördern
- Fein- und Grobmotorik fördern
- Erinnerungsarbeit
- Handlungsplanung soweit noch möglich
- Auge-Hand-Koordination
- Kommunikation
- Nähe spüren und Fürsorge geben können
- etc.

Im Folgenden werden in diesem und in Kapitel 4 immer wieder kleine, schnell umsetzbare Beispiele zur Erreichung dieser Ziele geschildert werden. Dabei wird unterschieden werden nach:

- Interventionen bei beginnender Demenz
- Interventionen bei Demenz im zweiten Stadium
- Interventionen bei fortgeschrittener Demenz

Dabei sind die in den jeweiligen Stufen benannten Beispiele nicht fest an diese Stufe gebunden. Die Einordnung kann variieren, sie wurde nach den Erfahrungen der Autorin vorgenommen. Aber Demenzen verlaufen unterschiedlich. So kann vielleicht eine Idee welche unter beginnender Demenz eingeordnet ist bei einem Klienten im mittleren Stadium noch angewandt werden. Probieren Sie sich aus! Wählen Sie im Sinne der Authentizität (s. Kapitel 3.1) aber bitte nur Ideen aus, hinter welchen Sie wirklich stehen und welche dem Tier zusagen!

3.3 Hund

Lassen Sie uns nun in den folgenden Kapiteln auf die individuellen Haltungsvoraussetzungen ausgewählter, bei Demenz gern eingesetzter Tierarten eingehen und auch erste Ideen für das TGI-Setting sammeln.

Bei den folgend geschilderten Mindestvoraussetzungen handelt es sich lediglich um die minimalsten Bedingungen, welche im Rahmen der TGI für eingesetzte Tiere von der TVT aber auch in Sachbüchern genannt werden! Planen Sie hier im Sinne der Tiere gerne großzügig mehr Platz ein – Ihre Tiere werden es Ihnen danken.

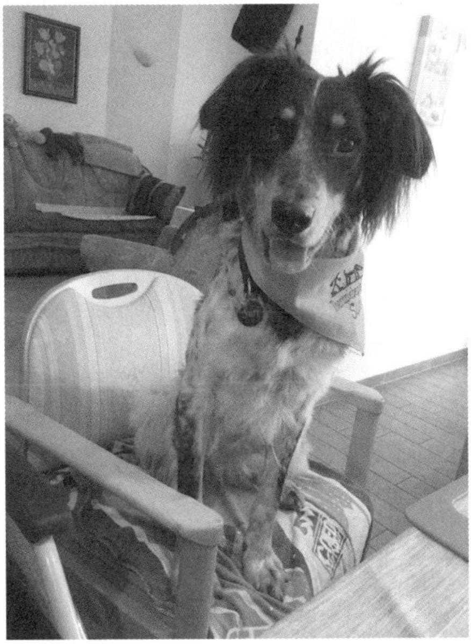

Abb. 3.2: Suri geht nach Erlaubnis gerne auf Stühle in freudiger Erwartung, was darauf folgt. Gerade bei immobilen Klienten kann das ein sehr nützliches Signal sein.

3.3.1 Anforderungen an Haltung und Einsatz

„Gib dem Menschen einen Hund und seine Seele wird gesund" –diese bekannte Aussage von Hildegard von Bingen verdeutlicht kurz und prägnant, warum Hunde in den tiergestützten Interventionen so populär sind. Auch in der Betreuung von Menschen mit Demenz sind sie gerne gesehen und werden vielfältig eingesetzt.

Der Hundeeinsatz stellt sowohl an den Einsatz in der Einrichtung als auch an die private Haltung durch den Eigentümer besondere Anforderungen. Diese sind nachfolgend für eine erste Übersicht zum Abwägen von Hundeeinsätzen dargestellt.

Tab. 3.1: Übersicht zu den Grundansprüchen an den Einsatz eines Hundes.

Lebenserwartung	Etwa 8–16 Jahre (kleine Rassen werden älter, schwere Rassen haben oft eine eher geringe Lebenserwartung).
Platzbedarf	Hunde sollten in einem festen Verband im Haushalt ihres Menschen leben, hier ist mind. ein Ruhe-/Schlafort zu gewährleisten. Tageslicht und – sofern der Hund sich zusätzlich draußen aufhält – ein vor der Witterung schützender Ort müssen hierbei immer gewährleistet sein.
Artgenossen	Der Hund sollte regelmäßig Kontakt zu Artgenossen bekommen. Bei Mehrhundehaltung muss die Gruppe sorgfältig mit zueinander passenden Charakteren zusammengestellt werden, um den Hunden die wichtige Regenerationsphase zwischen den Einsätzen unbedingt zu ermöglichen.
Betreuungsaufwand / Pflege	Tägliche Fellpflege und Sichtung des allgemeinen Gesundheitszustandes, circa 3 Spaziergänge täglich, gemeinsames Spiel und Beziehungsarbeit. Tägliche Reinigung der Futter- und Wassernäpfe, der Liegeplätze, der Spielzeuge und des Einsatzmaterials nach Nutzung. Die TVT schreibt von mind. 5 Stunden menschlicher Interaktion mit dem Hund täglich (TVT Nr. 131.4, 2018, 6). Für die reine Versorgung und Pflege je nach Fell und Größe des Hundes 30 Minuten bis eine Stunde, zuzüglich etwa 2 Stunden Spaziergänge sowie mind. 2 weitere Stunden für Sozialkontakt, Spiel und Beziehungspflege (ist oft deutlich mehr, dazu zählt allgemein die menschliche Gegenwart). Man sollte also bereit sein, täglich etwa 3 Stunden außerhalb des Einsatzes aktiv für den Hund zu investieren und zudem noch mehrere Stunden in seiner Nähe zu sein.
Gesundheitsmanagement / Zoonoserisiken	Schutzimpfungen, Entwurmungen oder Kotuntersuchungen sowie eine Kontrolle und Schutz vor Ektoparasiten sollten in enger Absprache mit dem Tierarzt erfolgen. Generell stellen Infektionserkrankungen, sowie Würmer, Giardien, Flöhe, Milben und Zecken die Haupt-Zoonoserisiken bei Hunden dar. Alle können durch ein gutes Prophylaxe-Management auf ein Minimum reduziert werden. Der Tierarzt sollte mind. 1 x jährlich zur Abklärung der Einsatzfähigkeit und des Gesundheitszustandes des Hundes aufgesucht werden. Die TVT empfiehlt es bis zu 4 x pro Jahr.

Einsatzhäufigkeit	Hunde sollten maximal 3 x pro Woche in den Einsatz gehen, im direkten Klientenkontakt ist pro Einsatz 2 x eine halbe Stunde ausreichend. Ist der Hund nur Mitläufer, sollte das höchstens für 4 Stunden pro Einsatz der Fall sein (TVT Nr. 131.4, 2018, 10). Das sind alles Höchstwerte, gerne darf es auch weniger sein. Insbesondere in der Einführungszeit des Hundes und bei älteren Hunden müssen die Zeiten oft deutlich geringer angesetzt werden.
Kosten	Anschaffungskosten ab etwa 150 Euro (privat und Tierschutz) bis 2.000 Euro (Züchter), Grundausstattung mind. 300 Euro, eher mehr, da hier alles doppelt angeschafft werden muss (Privathaushalt und Ausstattung in der Einrichtung). 1.000–1.500 Euro pro Jahr pro Tier.

3.3.2 Ethische Überlegungen

Gerade Hunde neigen sehr dazu, dem Menschen gefallen zu wollen. Insbesondere Rassen mit dem „will to please", aber auch unermüdliche Hütehunde würden für ihren Menschen bis zum Umfallen arbeiten. Natürlich kann das auch bei anderen Rassen der Fall sein. Hier kommt der Hundehalter ins Spiel. Hunde zeigen uns auf vielerlei Art und Weise, ob sie Spaß oder Stress in einer Intervention haben. Das kann aber nur erkannt und entsprechend eingegriffen werden, wenn der Hundebesitzer seinen Hund sehr gut kennt (daher sollten Hunde immer auch von ihrem Besitzer in der TGI eingesetzt werden) und ein solides abrufbares Grundlagenwissen vom Beschwichtigungs- und Stressverhalten der Hunde hat, sonst könnte dieses Verhalten fehlinterpretiert werden. Ein Hund, der im Einsatz gähnt, ist in der Regel nicht müde, er zeigt, dass die Situation für ihn gerade nicht angenehm ist. Ein Lecken beim über den Kopf streicheln? Das Kopfstreicheln ist gerade ein Störfaktor! Zugekniffene Augen auf dem Klientenbett, starkes Hecheln, Körperschwerpunkt des Hundes eher beim Besitzer als beim Klienten (dort nur durch Leckerlis)? Der Hund wurde nie richtig an den Einsatz im Bett gewöhnt, dies sollte neu aufgebaut werden insofern der Hund überhaupt geeignet ist. Auf diese Interaktion des Hundes im Einsatz muss immer Rücksicht genommen werden – bis hin zum Abbruch. Auch wenn das Tier selber sagt, dass es keine Lust mehr hat (indem es z. B. auf seinen Ruheplatz geht), sollte das unbedingt akzeptiert werden. Es gibt so viele tolle Interaktionsmöglichkeiten ohne aktives Tier, diese können dann als Alternative genutzt werden.

Übrigens können auch unerklärliche Fellveränderungen und Allergien ein Zeichen von chronischem Stress sein.

Gerade Hunde sind auch sehr offen für Tricks. Es gibt sehr darauf versessene Hunde, welche im Alltag viele Dinge anbieten – diese können dann über das freie Formen (Methode des Clickerns) konditioniert und als Signal abrufbar gemacht werden. Das kann eine Bereicherung im Rahmen der TGI sein. Allerdings sind wir ja gerade bei den ethischen Überlegungen. Es sollte immer aus dem Angebot des Hundes heraus trainiert werden. Gut geclickerte Hunde entwickeln oft eine hohe intrinsische Motivation, neue Dinge anzubieten und später auszuführen. Das stellt eine schöne Interaktion zwischen Hund und Mensch auch im Rahmen der Beziehungsarbeit dar. Warum sollte man das nicht auch im Rahmen der TGI nutzen? Bezüglich der Ausführung von Tricks im Rahmen der TGI gibt es in der Fachwelt unterschiedliche Meinungen (s. z. B. Wohlfahrt/ Mutschler 2017, S. 99).Wenn sie unter den oben beschriebenen Bedingungen gut aufgebaut worden sind, können sie durchaus eine Bereicherung des Einsatzes darstellen – in dosierter Form! Es geht nicht darum, einen Trick nach dem anderen vor einem Publikum abzuspulen. Dann würde der Hund zu einer ausführenden, instrumentalisierten Maschine degradiert werden. Ganz eng genommen sind auch Grundsignale wie Sitz, Platz, Abbruch, Decke etc. konditioniertes Verhalten und somit vielleicht auch Tricks? Diese Grundsignale rücken im Rahmen der Intervention schnell in ein ethisch fragwürdiges Setting, wenn ein gut erzogenes Tier damit in eine feste Position am Klienten gebracht wird, aus welcher es sich nicht ohne ein Freigabesignal des Halters befreien kann. Zum Beispiel wird ein Hund neben einen Stuhl am Klienten dirigiert oder ist idealerweise allein dort hin gegangen und erhält dann das Signal „Sitz". Mit dem Signal endet die schon mehrmals erwähnte Freiwilligkeit des Kontaktes und man befindet sich in einer eventuell ethisch schwierigen Situation. Degradiert und instrumentalisiert werden Tiere aus Sicht der Autorin auch, wenn sie verkleidet oder als lebende Tafel benutzt werden (z. B. mit Klammern an das Fell angebrachte Aufgaben oder Bilder).

Hunde, welche von der Einrichtung angeschafft werden und nur dort leben, oder Mitarbeiterhunde, welche mitgebracht werden und sich dann wie der Einrichtungshund frei und ohne Aufsicht in den Bereichen bewegen, sind aufgrund der oben geschilderten Punkte bezüglich der Sicherheit für Tier und Mensch nicht empfehlenswert.

Damit sollen die ethischen Überlegungen für Hunde abgeschlossen sein. Sie gelten jedoch nicht nur für Hunde, sondern artübergreifend. Daher ist dieses Kapitel auch umfangreicher als die jeweiligen ethischen Überlegungen bei den anderen Tierarten. Zur Vertiefung sei noch einmal auf das Fachbuch von Beetz, Riedel und Wohlfahrt (2018) verwiesen, welches sich dieses Themas sehr fundiert und wissenschaftlich annimmt.

3.3.3 Einbezug in die Betreuung / drei Demenzstufen

Hunde kann man durch ihre offene und verspielte Art sehr gut entsprechend des Demenzverlaufes des Klienten einsetzen. In der Publikation „77 Arbeitsideen …" (Kahlisch 2015) finden Sie viele leicht umsetzbare Beispiele für Ihre Hundeeinsätze. Nachfolgend sollen erste Einsatzideen geschildert werden.

Interventionen bei beginnender Demenz

- **Spaziergang mit kleinen Aufgaben** – fangen wir mit dem Leichtesten an, einfach einem Spaziergang. Dieser beruhigt und mobilisiert zugleich, zudem kann man dabei ganz nebenbei ins Gespräch zu biografischen Themen kommen. Gerade bei einer beginnenden Demenz können Sie diesen Spaziergang an kleine Aufgaben knüpfen, wie etwa eine Dummysuche in etwas höherem Gras, oder der Klient soll Leckerli hinter, an, auf einem Baumstamm verstecken; vielleicht findet sich unterwegs eine Blume, etc.
- **Einfache Versteckspiele** – Versteckspiele sind bei Hund und Mensch sehr beliebt. Lassen Sie im Raum Leckerli oder Spielzeug für den Hund vom Klienten verstecken. Oder Sie lassen sich sagen, wo es versteckt werden soll, und führen das Verstecken dann selber aus. Auch schön kombinierbar mit dem Hütchenspiel (s. Kapitel 4.8).
- **Glücksrad** – eine Aktion, die fast jeder Hund lernen kann (Aufbau über Target oder freies Formen und richtiges Belohnen oder Pfötchengeben über dem Rad, so dass der Hund automatisch auf das Rad kommt). Start in diese Aktion kann das Hinstellen des Rades und Inspizieren durch die Klienten sein. Was ist das? Kommen dabei Kindheitserinnerungen ins Gedächtnis? Das Rad kann mit Buchstaben oder Zahlen bestückt sein. So kann man damit leichte Grundrechenaufgaben lösen oder Stadt-Land-Fluss spielen lassen. Mit etwas Kreativität können die Räder noch individuell bestückt werden – mit einem Schreibprogramm, Kreisdiagramm, Laminiergerät und selbstklebenden Klettpunkten ist vieles möglich. So können Sie Farben ergänzen, sogar Fotos oder Piktogramme, wenn Sie die Bereiche des Rades groß genug einteilen. Der Hund sollte grundsätzlich nicht zu viele Wiederholungen machen (fünf bis maximal zehn), danach übernehmen die Menschen bereitwillig das Drehen.

Interventionen bei Demenz im zweiten Stadium

- **Fühlen** – eine Hundehütte, in welcher verschiedene Knochen liegen, alle gibt es in zweifacher Ausfertigung. Ein Exemplar liegt jeweils auf dem Tisch, das andere in der Hütte. Der Klient darf einen Knochen herausnehmen und soll diesen seinem „Bruder" auf dem Tisch zuordnen (mit Beschreibung der Farbe und wie er sich anfühlt). Die Hütte kann man leicht aus Pappkarton (mit den Klienten) herstellen. Auch die Knochen, z. B. aus Pappe, Salzteig, Alufolie, Filz etc. oder Sie kaufen Kau- und Spiel-

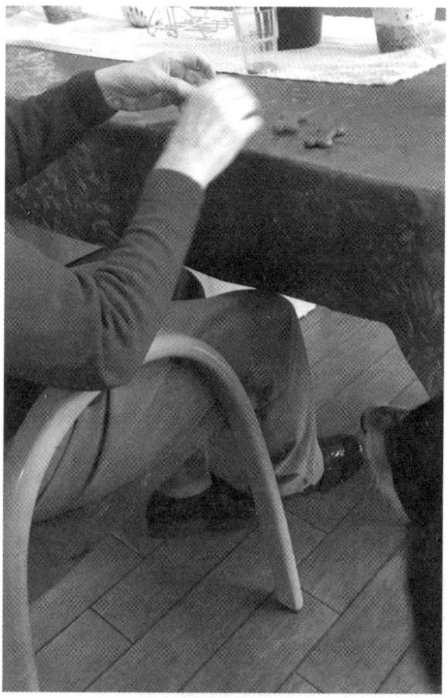

Abb. 3.3: Eine Klientin mit Fühlknochen und neugierig wartendem Hund.

zeugknochen im Tierfachmarkt. Das Gute bei Spielzeugknochen ist, dass diese dann nach der Zuordnung vom Klienten weggeworfen werden können und der Hund diese dann apportiert. Die Größe der Apportierknochen bitte auf die Größe des Hundes anpassen, um ein Verschlucken zu vermeiden. Hier haben wir eine ganzheitliche Aktivierung über die Fühlbox, durch die unterschiedliche Griffigkeit der Knochen, eventuell auch unterschiedliche Gerüche, mehrere Farben, die Zuordnung und das Werfen. Man könnte, wenn es noch möglich ist, die Knochen auch nach der Größe sortieren lassen. Zudem hat der Hund während der längeren Zuordnungsphase nichts aktiv zu tun.

- **Leckerli zubereiten** – eine sehr biografisch orientierte Aktion ist das Zubereiten von Leckerli für den Hund. Fast jeder Klient möchte dem Hund etwas Gutes tun. Hierbei gibt es viele Möglichkeiten: Leckerlis backen lassen (ganz klassisch aus Teig). Hierzu finden Sie viele Rezepte im Internet, auch Ausstechformen in Gestalt fast jeder Hunderasse gibt es online zu erwerben. Achten Sie aber bitte auf klientenverträgliche Inhaltsstoffe Ihres Teiges, da ja gerne genascht wird (keine Eier, kein rohes Fleisch). Bei Hunden, die Obst und Gemüse mögen, kann das vom Klienten geschnippelt und verfüttert werden. Achten Sie hier auf die Verträglichkeit und richtige Menge für Ihren Hund. Im Sommer sorgt selbstgemachtes Hundeeis für Erfrischung. Das kann gemeinsam zubereitet werden (z. B. Hundeleberwurst, Magerquark, etwas Öl) und beim nächsten Besuch bekommt der Hund sein Eis und die Menschen vielleicht auch eine Portion Speiseeis?
- **Spaziergang** (Idee s. unter beginnende Demenz) ohne Sonderaufgaben.
- **Glücksrad** (Idee s. unter beginnende Demenz) mit Buchstaben, welche zur Namenssuche oder Benennung von etwas Essbarem erdreht werden.

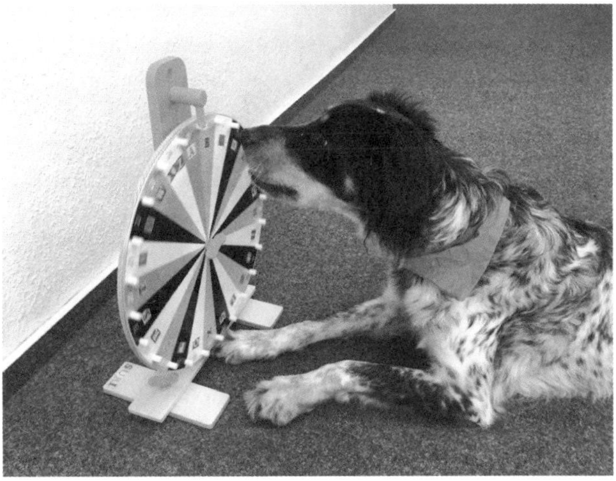

Abb. 3.4: Suri erdreht auf dem Glücksrad Buchstaben für ein Stadt-Land-Fluss-Spiel.

Interventionen bei fortgeschrittener Demenz

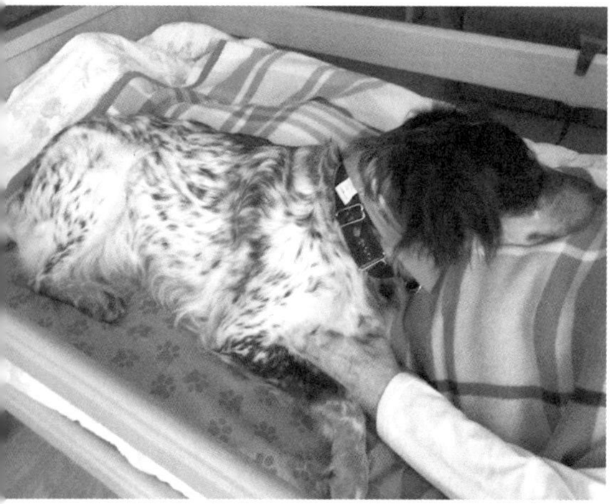

Abb. 3.5: Hunde im Bett können eine große Ressource sein. Wenn sie, wie Suri hier, freiwillig hinein gehen, nicht über ein Signal platziert werden und jederzeit das Bett verlassen dürfen, können beide Seiten einander zugewendet entspannen.

Oft sitzen Personen mit fortgeschrittener Demenz mit in einer Gruppenaktion. Es ist oft mehr als einfach nur dasitzen, fast immer beobachten sie noch deutlich das Geschehen. Auch das Fühlen sollte aktiv in die Intervention mit einbezogen werden, indem man das mitgebrachte Material auch diesen Personen in die Hand gibt zum Erfühlen, Betasten und Sinne aktivieren. Natürlich ist auch Streicheln Bestandteil der Intervention. Das sollte von dem Hund gewollt sein und jederzeit beendet werden können. Ist ein Bettbesuch gewollt und der Hund dafür geeignet (das sind leider nur die Wenigsten, weil es die meisten einfach nicht mögen), darf der Hund – auf einer Unterlage natürlich – mit ins Bett. Alternativ kann man dem Hund beibringen, auf einen Stuhl zu gehen, Hinsetzen wird belohnt, aber nicht mit einem Signal zum Bleiben belegt, damit der Hund jederzeit selbst bestimmen kann, wann er wieder herunter möchte. Wenn der Hund auf einem Stuhl neben einem sitzt, ist das noch einmal eine ganz andere Form der Aktivierung.

Hilfreiche Informationen

TVT Merkblatt Nr. 131.4 Hunde (Download unter tierschutz-tvt.de)

Wohlfahrt, R.; Mutschler, B. (2017): Praxis der hundegestützten Therapie. Grundlagen und Anwendung.

Otterstedt, C. (2017): HUNDE (Bunte Reihe/ 3). Wissenswertes zu Hunden & Kreative Ideen rund um die Mensch-Hund-Beziehung.

Kahlisch, A. (2012): Tiergestützte Therapie in Senioren- und Pflegeheimen. Ein Wegweiser mit Praxisbeispielen für Besuchshundeteams.

Kahlisch, A. (2015): 77 Arbeitsideen für den Besuchs- und Therapiehundeeinsatz

Theby, V. (2012): Clickertraining leicht gemacht.

Theby (2018): Verstärker verstehen.

3.3.4 Aus der Praxis: Kinder, Demenz und Tiere – KiDeTi

von Bärbel Hommel

In unserer Tätigkeit der tiergestützten Interventionen mit Demenzerkrankten haben wir viele Senioren in Alten- und Pflegeeinrichtungen erleben dürfen, die über das Betreuungsangebot der Einrichtungen hinaus kaum Kontakte zur Außenwelt haben. Angehörige wohnen weit entfernt, oder die Verbindung zu ihnen ist zäh, manchmal sogar abgebrochen. Ein Grund für diesen Zustand ist Unwissenheit und Unsicherheit im Umgang mit dem Thema Demenz.

Das möchten wir mit unseren Projekten ändern. Unser Ziel ist es, Schüler ab der 5.Klasse über Demenz zu informieren und aufzuklären. Wir möchten ihnen helfen, den Menschen, die an Demenz erkrankt sind, liebevoll, empathisch und respektvoll zu begegnen.

Gleichzeitig fördern wir durch die praktischen Teile des Projektes die soziale Kompetenz der Schüler. Wir wollen die bestehende Scheu gegenüber der älteren Generation abbauen und Interesse für die Lebenswelt der Senioren wecken. Auch die Schüler können in unseren Projekten ihr Wissen an die Senioren weitergeben, so dass ein lebendiges Miteinander entsteht. Das verbindende Element in unseren Projekten ist – der Therapiebegleithund!

Kinder, Jugendliche und Senioren zeigen meist ausgesprochen positive Reaktionen auf den Einsatz unserer Hunde. Ist dies ausnahmsweise einmal nicht der Fall, versuchen wir, Ängste und Unsicherheiten durch Wissen und positive Erfahrungen abzubauen. Grundsätzlich baut die gemeinsame Beschäftigung mit dem Tier emotionale Brücken, die zu einem tiefen gegenseitigen Verständnis beitragen.

Wie genau sieht ein KiDeTi-Projekt aus? Drei wichtige Säulen gehören zum KiDeTi-Projekt:

1. Der Hund – wildes Raubtier oder Kuscheltier: Im praktischen Umgang wird den Schülern das Lebewesen Hund erklärt. Ethologie, Kynologie und Anatomie der Hunde werden den Schülern altersentsprechend vermittelt.
2. Demenz–Formen, Ursachen, Diagnostik, Therapiemöglichkeiten: Insbesondere gehen wir hier auf die TGI ein.
3. Ein gemeinsames tiergestütztes Projekt mit Senioren und Schülern: Gemeinsam wird ein Projekt geplant und durchgeführt.

Der weitere Rahmen richtet sich nach den Vorstellungen und Ideen der jeweiligen Projektbeteiligten: Berufsbilder, die sich um das Projekt bewegen, wie z.B. Altenpfleger, Tierarzt, Hundetrainer, Ergotherapeut werden vorgestellt, Referenten werden eingeladen, Filme zum Thema werden geschaut und vieles mehr.

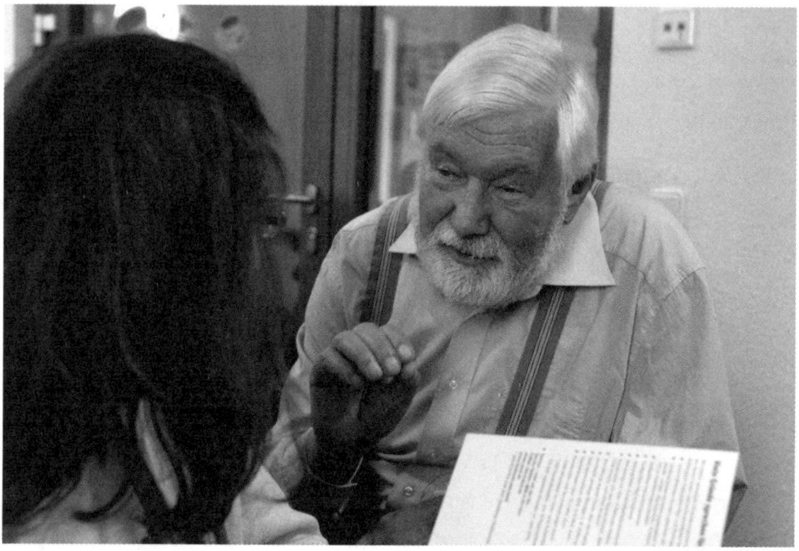

Abb. 3.6: Es muss nicht immer der aktive Hund sein, im KiDeTi-Projekt kommen Jung und Alt über Hunde und viel mehr ins Gespräch.

Wer kann an KiDeTi-Projekten teilnehmen? Unsere Projekte richten sich an Schulen (ab der 5. Klasse) und Alten- und Pflegeheime. Die Einrichtungen schließen mit KiDeTi einen Vertrag, in dem die Form der Zusammenarbeit sowie Zeitrahmen und Inhalte festgehalten werden.

Wie lange läuft ein Projekt? Wir haben die Erfahrung gemacht, dass ein Schulhalbjahr perfekt ist für die Durchführung. In Absprache mit allen Beteiligten sind allerdings auch kürzere oder längere Projekte mit unterschiedlichen Schwerpunkten möglich.

Wer führt die Projekte durch? KiDeTi–Mitglieder, die ein Projekt leiten möchten, sind ausgebildete und zertifizierte Therapiebegleithundeteams. Der Projektleiter hat einen medizinischen, pädagogischen oder psychologischen Grundberuf und hat gemeinsam mit seinem Hund eine Weiterbildung in tiergestützter Intervention erfolgreich absolviert.

Die Qualität der Ausbildung, die Erfahrung des Projektleiters und auch die Gesundheit und Wesensfestigkeit des Hundes werden von KiDeTi sehr genau geprüft.

Wie wird ein KiDeTi Projekt finanziert?
Jedes Projekt ist anders und so sind auch die finanziellen Rahmenbedingungen sehr unterschiedlich. Je nach Anzahl der Referenten, benötigten Materialien und Zeitrahmen des Projektes werden die Kosten individuell kalkuliert. Leider ist eine Finanzierung über öffentliche Mittel momentan noch nicht realisierbar, aber mit Hilfe von Sponsoren konnten alle unserer Projekte bisher gut durchgeführt werden.

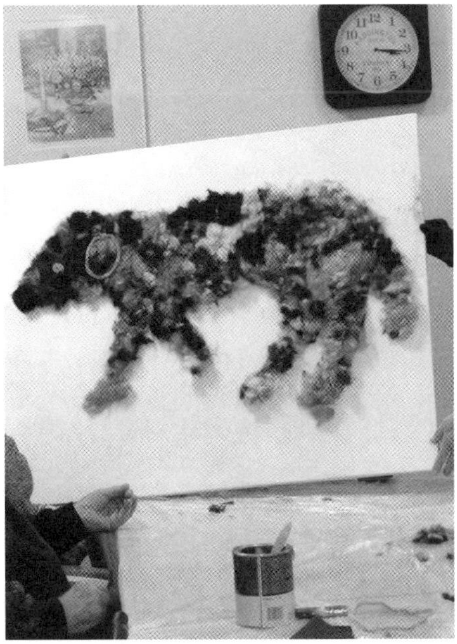

Abb. 3.7: Ein gemeinsames Projektergebnis ist der aus Fellkugeln gebastelte lebensgroße Hund aus dem Fell der KiDeTi-Hunde. Das Bild blieb zur Erinnerung im Seniorenheim.

Wir möchten, dass sich mehr junge Menschen für die Betreuung der Senioren interessieren, ein Verständnis zwischen den Generationen entsteht, der Umgang mit Tieren für Kinder selbstverständlich wird. Und wir möchten die Möglichkeiten der tiergestützten Therapie aufzeigen.

Zum Projekt ist auch ein Buch erschienen:

Hommel, B. (2018): Tiergestützt arbeiten – Demenz erfahren – Schülerprojekt mal anders: Lernen Sie ein neues Projekt in der tiergestützten Arbeit zu planen und umzusetzen, veranschaulicht am Beispiel des KiDeTi-Projekts. Dogs & Jobs Verlag

Kontaktdaten für Vernetzung und Austausch zum Thema Hund:

KiDeTi – Kinder-Demenz und Tiere e.V.
Kuckucksleegde 3a, 26629 Großefehn
Mail: info@kideti.de
Homepage: kideti.de

„4 Pfoten für Sie" – ein Angebot der Alexianer Köln GmbH
Kölner Straße 64, 51149 Köln
Mail: info@4-pfoten-fuer-sie.de
Homepage: 4-pfoten-fuer-sie.de
„4 Pfoten für Sie" ist ein ehrenamtlicher Hundebesuchsdienst mit fachlicher Koordination und Begleitung. Hundehalter werden in einer Schulung auf die gemeinsame Aufgabe vorbereitet. Das Angebot ist ein nach Landesrecht anerkanntes Angebot zur Unterstützung im Alltag nach §45a SGB XI (s. Kapitel 2.3.2).

sowie über die Autorin (s. Vorwort)

3.4 Katze

Die beruhigende Ausstrahlung von Katzen in Kombination mit einem gut durchdachten Konzept und gezielt für den Einsatz ausgesuchten Tieren ist ein absoluter Mehrgewinn für jede Einrichtung. Einige Grundlagen und erste Tipps für die Intervention werden Ihnen auf den folgenden Seiten geschildert.

3.4.1 Anforderungen an Haltung und Einsatz

Wer sich eine oder mehrere Katzen hält, ist immer mit der Frage konfrontiert, ob diese ein Freigänger oder eine Wohnungskatze sein soll. Im Rahmen der TGI sind auch beide Varianten möglich. Zudem sollte bei einer angestrebten Haltung mit Freigang bedacht werden, ob man an einer stark befahrenen

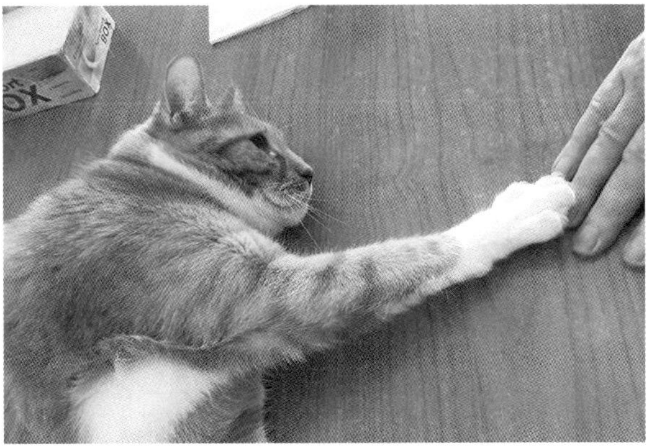

Abb. 3.8: Mogli in freiwilliger Interaktion mit einer Klientin.

Straße oder in einem Jagdgebiet seinen Sitz hat. Ist die Gefahr einer Tötung der Katze vielleicht zu groß? Könnten Klienten und Personal damit klarkommen? Insbesondere, wenn das häufiger passieren könnte? Großzügige, eingezäunte Außengehege sind in dem Fall vielleicht eine Variante für den sozialen Einsatz?

In der nachfolgenden Übersicht erhalten Sie eine erste Übersicht zu den Anforderungen an den sozialen Einsatz von Katzen.

Tab. 3.2: Übersicht zu den Grundansprüchen an den Einsatz einer Katze.

Lebenserwartung	Etwa 15–20 Jahre.
Platzbedarf	Es sollten mind. 15 qm (Quadratmeter) frei verfügbare Fläche bei einer Katze zur Verfügung stehen (TVT Nr. 43, 2013, 3). Ein Schlafplatz als Ruhe-und Rückzugsmöglichkeit und mehrere weiche Optionen auf verschiedenen Ebenen müssen vorhanden sein. Zudem natürlich Futterplatz, Wasserplatz (einige Meter vom Futterplatz entfernt, da Katzen nach dem Fressen gerne zur Wasserstelle ziehen), Katzentoilette, gerne 2 bei einer Katze. Auch eine Kratzmöglichkeit und Klettergelegenheit sollte vorhanden sein, damit nicht an Teppichen oder Möbeln gekratzt wird. Katzen benötigen in einer reinen Innenhaltung unbedingt die Möglichkeit zum Umherstreifen, zudem sollte auch einen Fensterplatz angeboten sowie generell eine sehr abwechslungsreiche Umgebung geschaffen werden. Freigängern, welche auf ein Hereinlassen angewiesen sind, da es keine Katzenklappe gibt, muss draußen ein trockener und erhöhter Unterschlupf sowie Wasser bereitgestellt werden.

Artgenossen	Katzen sind Einzelgänger oder auch Gruppentiere. Das ist individuell von Tier zu Tier unterschiedlich, eine Gruppe muss sorgsam zusammengestellt werden. Bei reiner Wohnungshaltung sollten Katzen wegen der Interaktion mit Artgenossen idealerweise mind. zu zweit gehalten werden.
Betreuungsaufwand/ Pflege	Die Reinigung der Katzentoilette muss (mehrmals) täglich erfolgen. Eine Fütterung sollte 2 x täglich erfolgen. Die tägliche Reinigung der Näpfe kann gut damit verbunden werden. Kamm oder Bürste benötigt man während des Fellwechsels. Katzengras ist eine nette Ergänzung im Winter oder generell bei Wohnungskatzen. Wenn nötig, muss eine Krallenpflege vorgenommen werden. Rechnen Sie mit 30 Minuten für die tägliche Grundversorgung. Zudem kommt Zeitaufwand für täglich mehrmaligen Kontakt mit der Bezugsperson, laut TVT Empfehlung 6 Stunden Kontakt zu Menschen täglich (TVT Nr. 43, 2013, 3) inklusive Spiel.
Gesundheits management/ Zoonoserisiken	Eine Impfung ist entsprechend der Impfleitlinie gegen Tollwut notwendig; gegen Katzenleukose, Katzenseuche und Katzenschnupfen sind sie empfehlenswert. Parasitenprophylaxe sollte gegen Flöhe und Zecken stattfinden sowie, nach tierärztlicher Rücksprache, je nach Infektionsdruck eine Entwurmung oder Kotprobe auf Würmer. Regelmäßig sollten Fell, Gewicht und Gebiss kontrolliert werden. Zoonoserisiken bestehen bei Katzen insbesondere durch Ektoparasiten wie Flöhe, Milben oder Zecken. Sowie Hautpilze (Dermatophyten) und Endoparasiten wie Würmer, oder bakterielle Infektionskrankheiten wie Salmonellen. Ein Risiko stellen zudem Katzenbisse dar, diese müssen immer behandelt werden! Zum Gesundheitsmanagement zählt auch, dass die Klienten keinen Kontakt zur Katzentoilette haben sollten, um Übertragungen durch den Katzenkot zu vermeiden. Eine Kastration ist bei Freigängern sehr ratsam, um wild lebende Katzenpopulationen einzudämmen und nicht zu vergrößern. In einigen Bundesländern und einzelnen Gemeinden gibt es eine Kastrationspflicht für freilaufende Katzen.
Einsatzhäufigkeit	Mehrere Spielsequenzen von etwa 15 Minuten sind täglich möglich. Nahkontakt sollte nur erfolgen, wenn die Katze diesen mag. Maximal 2 Stunden Interaktion mit Klienten pro Tag. Das Ruhebedürfnis von Katzen (inklusive Schlafphasen) beträgt etwa 16 Stunden pro Tag. Besuchstiere sollten an maximal 5 Tagen (eher weniger) für je einen Einsatz unterwegs sein.
Kosten	Anschaffungskosten von etwa 50,00 Euro (privat) bis 1.200 Euro (Züchter). Die Grundausstattung kostet mind. 100,00 Euro. Etwa 500,00-1.000,00 Euro pro Jahr.

3.4.2 Ethische Überlegungen

Katzen können aufgrund ihrer Krallen und Zähne schnell gefährlich werden, wenn sie meinen, dass es mit dem Kontakt reicht. Katzen sind die Tiere in der TGI, welche diese Grenzen am deutlichsten und effektivsten setzen. Das ist gut so! Daher sollte immer die Katze entscheiden dürfen, wann sie mit wem Kontakt möchte. Katzen zeigen uns so herrlich deutlich, was sie möchten. Hochnehmen sollte immer erst nach Ansprache erfolgen, aber nicht durch Klienten. Spielzeug sollte nicht offen herumliegen gelassen werden, denn Kleinteile könnten verschluckt werden(z. B. angenähte Augen oder Glöckchen beim Plüschspielzeug), wenn möglich, diese generell entfernen. Die Mindestgröße von Katzenspielzeug sollte etwa wie ein Golf-/Tischtennisball sein. Immer auf Scharfes und Spitzes kontrollieren. Ein Risiko

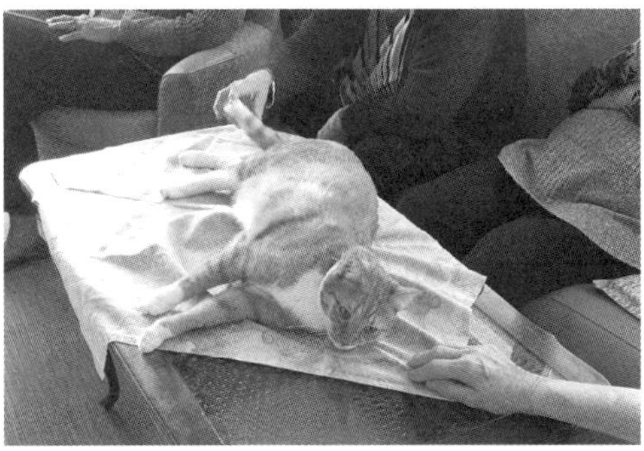

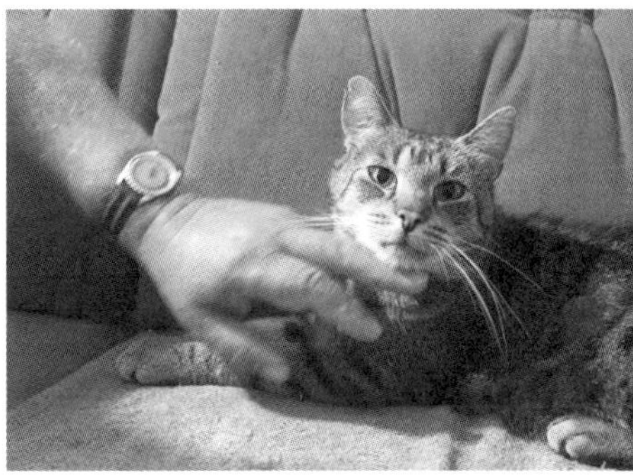

Abb. 3.9 und 3.10: So ist es richtig: Mogli und Max entscheiden, wann sie wo sein möchten, und können den Tisch, die Couch jederzeit wieder verlassen. Das Tischtuch wandert danach in die Waschmaschine.

stellen Kippfenster dar, hier kann es beim Versuch, herauszuspringen, zu bösen Verletzungen bis hin zum Tod der Katze kommen. Deshalb: keine angekippten Fenster bei anwesender Katze! Besuchskatzen müssen offen für eine fremde Umgebung und fremde Menschen sein und diese gerne kennenlernen wollen. Zudem muss der Transport (in einer entsprechenden Box) positiv verbunden sein und darf keinen Stress darstellen. Ein Freizeitspielzeug (nicht im Einsatz genutzt), welches mit der Bezugsperson genutzt wird, sollte ebenso wie Streicheleinheiten mit dieser täglich eingeplant sein (Qualitätszeit). Natürlich kann eine Katze, insbesondere in Einrichtungen, auch mehrere Bezugspersonen haben. Sofern auch Hunde im Einsatz sind, sollten diese keinen Stress für die Katze darstellen. Ist das der Fall, sollte eine strikte Trennung der Tiere erfolgen. Das Gleiche gilt auch beidseitig für eventuell gehaltene Nager oder Vögel.

3.4.3 Einbezug in die Betreuung/drei Demenzstufen

Die freie Begegnung mit Streicheln und das Beobachten bieten sich bei Katzen sehr an. Katzen sind Beutegreifer und mögen daher simulierte Beutegreifspiele auf dem Boden.

Interventionen bei beginnender Demenz

- **Intelligenzspielzeuge** zur Futtersuche haben sich auch im Katzenbereich immer mehr etabliert. Nutzen Sie diese zur Aktivierung Ihrer Klienten, indem diese Leckerlis darin verstecken sollen. Merken Sie sich, wo etwas ist und wann die Katze alles gefunden hat? Die Katze sollte das Spiel vorher schon einmal kennengelernt haben, hier kann ein Clicker im Training unterstützend sehr sinnvoll sein.
- **Katzengras:** Lassen Sie Ihre Klienten gärtnern und züchten Sie gemeinsam Katzengras. Die tägliche Pflege und vor allem das Beobachten, wie sich die Katze daran erfreut, ist eine schöne Aktion für die Selbstwirksamkeit und das Selbstbewusstsein der Klienten.
- **Spielzeugkontrolleur:** Lassen Sie Ihre Klienten zu Inspektoren werden. Neues Spielzeug wird erst einmal inspiziert. Ist es katzentauglich? Kann nichts abgehen oder aus Versehen verschluckt werden? Hat es keine scharfen Kanten etc.? Zudem können Ihre Klienten währenddessen eigenständige Ideen entwickeln, was sie damit mit der Katze machen möchten.

Interventionen bei Demenz im zweiten Stadium

- **Papier** in verschiedenen Farben zusammenknüllen lassen und der Katze zum Beutespiel herunterschmeißen.
- **Katzenangel, Federwedel, Spielmaus, verschiedenste Bällchen** (mit Knister-Füllung, Plüsch, Gummi), für die klassischen Katzenspiele anbieten. Eine kleine Auswahl, auf dem Tisch bereitgelegt, kann zu Gesprächen zwecks Farbe, Form, Geräusch, Größe und Nutzung anregen. Oder hatte es der Klient vielleicht sogar früher selbst für seine eigene(n) Katze(n)?
- **Katzenminze- oder Baldriansäckchen** für Katzen kann man gut selber herstellen lassen. Bieten Sie eine Auswahl an unterschiedlichen Säck-

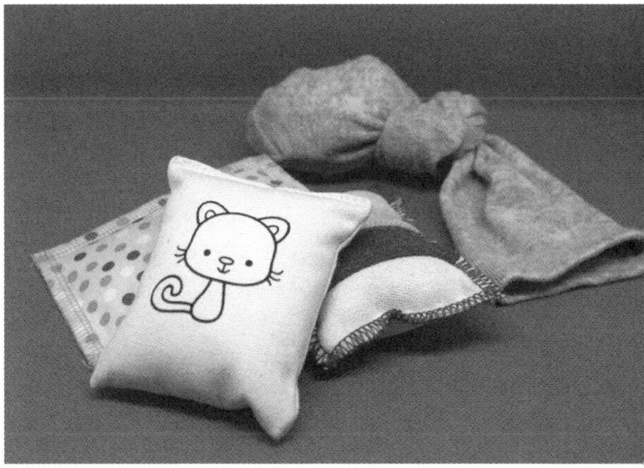

Abb. 3.11: Verschiedene gekaufte Minzesäckchen und eine selbstgemachte Variante aus einer Socke.

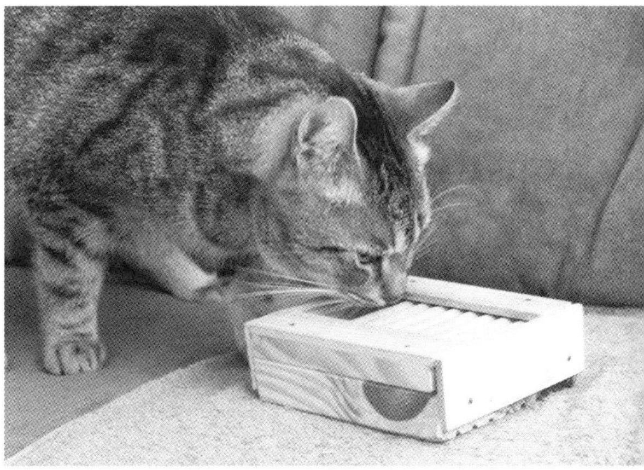

Abb. 3.12: Auch für Katzen gibt es zahlreiche Intelligenzspiele auf dem Markt. Dieses Holzstäbchenschiebespiel ist für Katzen nicht sehr anspruchsvoll, jedoch für die Klienten, da es beim Verstecken von Leckerlis Anforderungen an die Feinmotorik und die Handlungsplanung stellt. Zudem ist es ein schönes haptisches (Holz) und akustisches (Geräusche der Stäbchen) Erlebnis.

chen in Farbe und Stoff an. Wie sehen diese aus? Wie fühlen sie sich an? Gut ist hier 100 % Baumwolle, da diese bei 60°C waschbar ist. Die Katzenminze oder den Baldrian (getrocknet und geraspelt) einfüllen lassen. Ein Teelöffel reicht dafür, den Rest mit Füllstoff wie etwa Reis oder Kissenfüllung auffüllen. Alternativ zum Säckchen kann auch einfach eine (Baumwoll-)Socke genutzt werden.

Interventionen bei fortgeschrittener Demenz

- **Bettenbesuche** eignen sich natürlich auch bei Katzen sehr gut zur Aktivierung, wenn die Katze das möchte und das Bett jederzeit verlassen kann.
- **Minze- oder Baldriansäckchen** können bei ausreichender Geruchsintensität zum Riechen gereicht werden, auch zum Fühlen, hier wird eine schöne basale Stimulation erreicht.
- **Einfaches Spiel** ist oft noch (mit Ihrer Unterstützung) umsetzbar.

Hilfreiche Informationen

TVT Merkblatt Nr. 139 zur Haltung von Hauskatzen, Nr. 43 Mindestanforderungen zur Haltung von Katzen sowie Nr. 131.6 zur Nutzung von Katzen im sozialen Einsatz und Nr. 70 zu tierschutzwidrigem Zubehör für Katzen (Download unter tierschutz-tvt.de).

Eilert-Overbeck, B. (2016): Katzen. Wohlfühlgarantie für kleine und große Schnurrer.

Stockfleth, B. (2016) Praxisbuch Katzen-Clickertraining: Clicker-Basics und Tricks für jeden Katzentyp.

katzen.de

3.4.4 Aus der Praxis: Besuch von Mogli

von Eva Kullmann

Mogli besucht einmal pro Woche den Demenzwohnbereich des Lutherstiftes in Berlin. Dort sitzen die Bewohner nach dem Kaffee noch an der Tafel. Die Transportbox wird auf den Tisch gestellt und geöffnet. Wenn dann Mogli aus seiner Transportbox kommt, scheinen die Anwesenden aus ihrer Lethargie zu erwachen. Es wird versucht, den Kater zu locken, z. B. von Frau N., die Mogli sehr gerne auf ihren Schoß nehmen würde und nicht verstehen kann, dass Mogli dies zum einen nicht will und zum anderen zu schwer ist. Die Älteste in der Runde, Frau M., fragt stets, ob sie nicht eine Butterstulle für die Katze bringen solle, und ist nur schwer von dieser Idee abzubringen. Frau P. freut sich sehr, wenn sie dem Kater Leckerlis zuschieben kann, und Mogli freut sich sehr, wenn er Leckerlis bekommt, und macht hierfür auch schon sein schönstes Bettelmännchen. Dem Kater merkt man an, welche Bewohner er mehr und welche er weniger mag. Besonders mag er Männer und Frau S. Frau S. ist, wie alle hier, dement und zudem blind. Sie ist häufig unruhig und ruft oft um Hilfe. Wenn ich ihr sage, dass ich mit der Katze da bin, erinnert sie sich daran und streckt ihre Hände aus. Mogli ist clickertrainiert und kennt ungefähr 20 Signale wie etwa Pfote geben, Männchen, High Five und zu mir zu kommen. Ich bitte ihn, sich hinzulegen, und gebe ihm den Platz vor, er kann daraufhin frei entscheiden, ob er sich legen oder lieber im Raum bewegen möchte. (Anmerkung: Da bei Katzen keine ausgeprägte Hierarchie zwischen Mensch und Katze besteht, sind alle Signale nur Vorschläge und die Katze führt sie aus, wenn es sich für sie lohnt.) Mogli legt sich vor Frau S., ich führe ihre Hände an die Katze. Sobald sie die Katze spürt, wird Frau S. ruhiger und streichelt Mogli hingebungsvoll. Man sieht ihr an, dass sie entspannt und ihr Gesicht weich wird, und auch der Kater kneift die Augen vor Wohlbefinden zu und fängt gelegentlich an zu schnurren. Frau S. beginnt dann, von früher zu erzählen und von ihrer Familie und deren Tieren, während sie immer weiter streichelt. Wenn es nach Mogli oder Frau S. ginge, könnte das noch lange so weiter gehen, aber nach ungefähr einer halben Stunde ist der Besuch im Demenzwohnbereich beendet.

Die Arbeit mit Katzen ist sehr bereichernd für die Besuchten, dennoch gibt es einiges zu beachten: Die eingesetzten Katzen müssen absolut selbstsichere und ausgeglichene Tiere sein, die mit an Sicherheit grenzender Wahrscheinlichkeit weder Krallen noch Zähne einsetzen, um sich aus für sie unangenehmen Situationen zu lösen, da dies bei älteren Menschen starke Hautverletzungen verursachen kann. Bei der Arbeit mit demenziell beeinträchtigten Menschen ist es nicht möglich, die Besuchten kurzfristig von der Interaktion mit der Katze abzubringen, wenn diese für den Katzenhalter plötzlich zu erkennen gibt, dass sie nicht länger gewillt ist, Berührungen etc. hinzunehmen. Ideal ist es, wenn die Katze dann selbst aus der Situation geht. Es ist Aufgabe des Katzenhalters, sicherzustellen, dass dies möglich ist. Das Tier sollte von klein auf daran gewöhnt sein, sich auch problemlos außerhalb des eigenen Reviers aufzuhalten, ohne sich zunächst von einem erhöhten Punkt einen Überblick verschaffen zu müssen oder sich unter einen Schrank zu verkriechen. Bei fortgeschrittener Demenz wird die Katze vergessen, sobald sie nicht mehr sichtbar ist. Da Katzen eher kleine Therapiebegleittiere sind und unsere Besuchten zudem pflegebedürftig und nicht in der Lage, eine am Boden laufende Katze zu streicheln, hat es sich bei uns in Zusammenarbeit mit dem Pflegeheim bewährt, dass die Katze auf dem Tisch laufen und liegen kann, so dass sie stets für die Besuchten zu sehen ist.

Ein Wort noch zur weit verbreiteten Katzenhaarallergie: Nach meiner Erfahrung spielt diese bei Älteren Pflegebedürftigen keine nennenswerte Rolle, da das hierbei involvierte Immunsystem im Alter ebenfalls deutlich

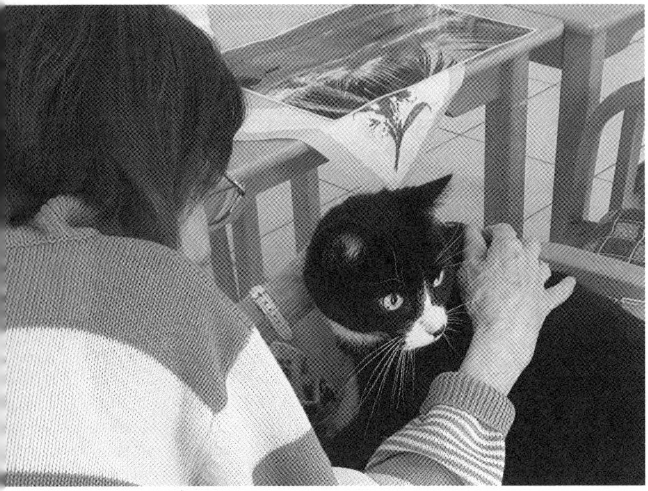

Abb. 3.13: Baghira hat etwas Interessantes entdeckt und könnte seinen liebevollen Streichelplatz jederzeit verlassen und sich neuen Abenteuern widmen.

langsamer wird, dennoch ist es natürlich unabdingbar, vor einem Besuch entsprechende Allergien abzufragen und ggf. die Besuche danach auszurichten. Weitaus häufiger können Besuche nicht stattfinden, weil Pflegekräfte unter Katzenhaarallergie leiden.

Selbstverständlich muss man bei den Besuchen die Vorlieben der Katzen beachten. Mogli findet es unangenehm, Pflegebedürftige in ihren Betten zu besuchen, während sein Kollege Baghira daran großen Spaß hat und sich selbständig Stellen im Bett aussucht, damit die Besuchten in Interaktion treten können. Beim Besuch in den Betten sind Hygienevorschriften zu beachten; üblicherweise behelfen wir uns mit einem großen Laken, das auf das Bett gelegt wird, nachdem wir die Besuchten gefragt haben, ob sie das überhaupt möchten.

Gegenüber Hunden oder anderen größeren Therapietieren haben Katzen den Vorteil, vergleichsweise kleine und kuschelige Tiere zu sein, mit denen viele Senioren häufig Erfahrungen in ihrer Kindheit gesammelt haben. Sie wirken weniger Angst einflößend als Hunde und werden in der Regel als harmloser eingestuft. Und manchmal wandelt sich ein Katzenhasser zu einem Katzenliebhaber, wie Frau L., die ganz entrüstet war, als wir das erste Mal auf sie trafen, und befürchtete, die Katze würde in ihrem Bett schlafen wollen. Nach einigen Besuchen schaute sie immer intensiver her, und als ich sie dann einmal fragte, ob sie Mogli streicheln wolle, bejahte sie dies, streichelte ihn und erklärte dann jedes Mal, wenn wir kamen, dass es so schade sei, dass sie so lange keine Katzen gemocht habe, es seien so nette Tiere und es sei so schön, sie zu streicheln.

Kontaktdaten für Vernetzung und Austausch zum Thema Katze:

Projekt Therapietiere – Lebensfreude auf vier Pfoten e. V.
Eva Kullmann, Götzstr.11b, 12099 Berlin
Mail: info@projekt-therapietiere.de
Homepage: projekt-therapietiere.de
Ehrenamtliche tiergestützte Besuche v. a. in Alters- und Pflegeheimen, Hospizen, Kinderhospizen, Kitas, Kinderheimen etc.
Arbeit auch mit Hunden und anderen Tieren.

Tagespflege für Menschen mit Demenz
Hieronymus-Hofer-Haus
Foltzring 12, 67227 Frankenthal(Pfalz)
Mail: nicola.hagemann@diakonissen.de
Homepage: diakonissen.de

3.5 Kaninchen

Große Augen, lange Ohren, vorsichtige Neugier gepaart mit unendlicher Bewegungsfreude – Kaninchen lassen Herzen höher schlagen. Kann man sie drinnen, als Kompromisslösung, wenn diese gut umgesetzt ist, halten, oder ist dies nur draußen ideal? Und kann man überhaupt mehr mit ihnen machen als sie nur anzuschauen? Darauf wird im Folgenden eingegangen.

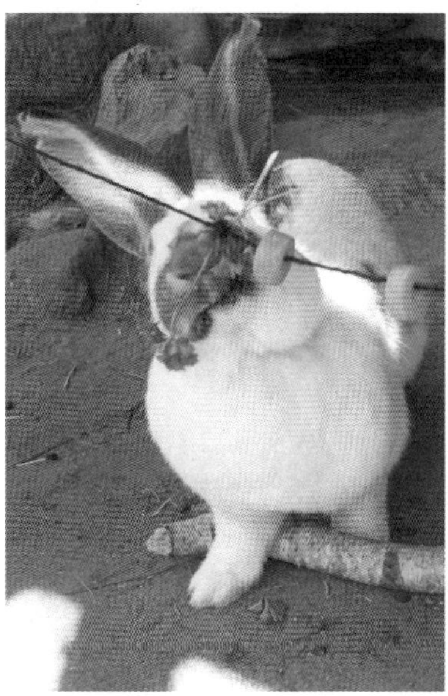

Abb. 3.14: Kaninchen müssen nicht immer gestreichelt werden, man kann wunderbare Beschäftigungsideen für sie vorbereiten und sie später in Aktion beobachten.

3.5.1 Anforderungen an Haltung und Einsatz

Beim Einsatz von Kaninchen sollten die Anforderungen an die Haltung höher gesteckt sein, als es die gesetzliche Vorgabe ist. Für einen ersten Überblick dient die nachfolgende Übersicht welche nur einführend zu verstehen ist und ein Fachbuch nicht ersetzen kann.

Tab. 3.3: Übersicht zu den Grundansprüchen an den Einsatz von Kaninchen.

Lebenserwartung	Etwa 8–12 Jahre.
Platzbedarf	Die Unterbringung sollte insgesamt mind. 6 qm haben, für Zwergkaninchen notfalls auch etwas weniger (TVT Nr. 131.5, 2011, 4). Der Innenstall oder bei Käfighaltung der Käfig müssen groß genug sein, damit die Kaninchen Bewegungsmöglichkeiten haben. Gerne über mehrere Etagen, z.B. indem 2 handelsübliche Käfige von mind. 120x60 cm nach einem kleinen Umbau übereinander gesetzt werden (Linke-Grün, 2018, 17 ff.). Auf verchromte oder verzinkte Gitterstäbe achten, ohne Beschichtung, welche abgeknabbert werden und schädlich sein könnte. Über eine Käfighaltung sollte nur bei täglich mehrstündiger Auslaufmöglichkeit im Freilaufgehege (ideal ist eine Anbindung zwischen Käfig und Auslauf) nachgedacht werden. Rundum geschlossen Käfige aus Plastik sind wegen der schlechten Belüftung nicht geeignet. Unterschlupfe oder Hütten als Bauersatz sollten so groß sein, dass ein Ausstrecken der Tiere möglich ist. Sie sollten 2 Eingänge haben (Fluchtoption). Flachdächer dienen zudem als Aussichtspunkt, diese sollten im Gehege geschaffen werden. Zudem benötigt man eine kleine Knabberschale für Frischgrün und einen Futter-/Wasserplatz. Zubehör möglichst generell nicht aus Plastik anschaffen, es besteht Verletzungsgefahr! Holz, Keramik, Edelstahl oder Steingut eignen sich besser. Näpfe so klein anschaffen, dass ein Reinsetzen der Tiere nicht möglich ist. Nippeltränken sind nicht artgerecht. Offene Heuraufen so gestalten, dass beim Hereinspringen keine Verletzungsgefahr für die Läufe besteht. Eine vielseitige Gehege-Gestaltung mit natürlichem Material (Laub, Äste, Rinde, etc.) beugt Langeweile vor und bietet schöne Momente zum Beobachten.
Artgenossen	Haltung mind. zu zweit, in festen Gruppen. Keine Vergesellschaftung mit Meerschweinchen! Es sind unterschiedliche Arten, die sich nicht miteinander verstehen.
Betreuungsaufwand/ Pflege	Eine Reinigung der verunreinigten Stellen sollte täglich erfolgen. Wöchentlich dann der Komplettersatz des Streumaterials. Mind. 1 x täglich Füttern (Kaninchen sind Vegetarier) und Reinigung der Näpfe.

	Kamm oder Bürste werden Sie im Fellwechsel benötigen. Es muss immer frisches Heu zum Fressen, Stroh zum Nestbau und Nagematerial bereitstehen. Zudem kommen regelmäßige Gewichts-, Krallen-, Gebisskontrolle. Der tägliche Pflegeaufwand liegt bei etwa 30 Minuten, zuzüglich Zeit für die Beziehungspflege zur Hauptbetreuungsperson. Bei Käfighaltung auch den täglichen mehrstündigen Auslauf im Freigehege einplanen.
Gesundheits-management/ Zoonoserisiken	Impfung gegen Chinaseuche (RHD) und Myxomatose dringend empfohlen, Kaninchenschnupfen nach Rücksprache mit dem Tierarzt. Zoonoserisiken bestehen insbesondere durch Hautpilze (Dermatophyten), Ektoparasiten (Milben). Regelmäßige Kontrolle durch den Tierarzt empfohlen.
Einsatzhäufigkeit	An 3–5 Tagen pro Woche für höchstens 3–4 Stunden. Wobei in direkter Interaktion mit Körperkontakt pro Termin höchstens 2 x 15 Minuten angesetzt werden sollten, Pausen mit anderen Tieren der Gruppe müssen möglich sein (TVT Nr. 131.5, 2011, 8). Reines Beobachten im Gehege ist ohne Beeinträchtigung der Tiere immer möglich.
Kosten	Anschaffungskosten von etwa 30 Euro pro Tier, Grundausstattung mind. 200 Euro, bei einem artgerecht ausgestatteten Außengehege mind. das Doppelte. Gegebenenfalls Kastrationskosten mit einplanen, diese liegen unter 100 Euro pro Tier. Etwa 600–1.000 Euro pro Jahr.

3.5.2 Ethische Überlegungen

Kaninchen sind Fluchttiere, eigentlich sehr scheu und nicht unbedingt die Vorzeigetierart für die TGI. Daher ist hier eine sehr genaue Auswahl der Tiere wichtig, wenn auch Kontakt mit Menschen erfolgen soll. Bei der Auswahl des Züchters sollte darauf geachtet werden, dass schon eine erste positive Prägung auf den Menschen erfolgt ist.

Zu wenig Platz und Einzelhaltung widerspricht den Grundprinzipien der TGI und sollte generell vermieden werden. Als Fluchttiere verfügen Kaninchen über ein schlechtes Sehvermögen in der Nähe (hoppeln einem vor die Füße), darauf im direkten Umgang immer achten. Dazu zählt auch, dass nicht von oben gegriffen und dass Hektik und Überbeugen vermieden werden. Das alles kann mit einem Angriff verwechselt werden und Stress auslösen. Bei einer Haltung in Räumen bitte bedenken, dass Duftöle, Raumspray, Zigarettenqualm etc. die sehr gut ausgeprägte Nase reizen können. Auch eine Reizüberflutung durch Lärm möglichst vermeiden. Kaninchen haben ein sehr gutes Gehör und verfallen schnell in Panik und Angst. Bei Innenhaltung daher bitte auch nicht im Durchgangsverkehr halten. Zugluft und Bodenkälte vermeiden. Nicht ungesichert erhöht platzieren, kein Geschirr oder Halsband anlegen, das ist nicht artgerecht und birgt erhebliche Verletzungsgefahren.

Keinen „typischen" Nackengriff- oder Ohrengriff anwenden. Das Tier sanft über Gesäß und Bauch hoch heben wenn es notwendig ist. Schauen Sie immer genau, ob sich das Tier unbehaglich fühlt. Kaninchen zeigen es als Fluchttier sehr subtil.

3.5.3 Einbezug in die Betreuung / drei Demenzstufen

Auch wenn Kaninchen Fluchttiere sind, kann man deutlich mehr mit ihnen oder für sie machen als nur das reine Beobachten. Dieser Abschnitt soll der Inspiration dienen.

Interventionen bei beginnender Demenz

- **Zubehör anfertigen lassen.** Aus Ton (lufttrocknendem Ton) können Sie Näpfe selber gestalten lassen. (ungiftige Lasuren nutzen!). Aber auch kleine Häuschen oder Tunnel etc. aus alten Kartons kann man immer wieder neu anfertigen und auch mit Stiften verzieren lassen. Wenn Sie über eine Holzwerkstatt verfügen, könnte man auch die Häuschen selber bauen lassen. Haben Sie nicht? Dann können die Häuschen zumindest unbearbeitet gekauft und von den Klienten bunt (mit unschädlicher Farbe) verziert werden.
- **Signale wie „Komm", „Hopp" beibringen.** Kaninchenhopp, oder auch einfach Geschicklichkeitsparcours genannt, erfreut sich bei Kaninchenhaltern immer größerer Beliebtheit. Das Kaninchen überquert hier verschiedene Hindernisse. Dafür benötigt es eine gute Beziehung zur Bezugsperson und eine vertrauensvolle Umgebung, zudem ist hier die Nutzung eines Clickers im Training sinnvoll. Die Grundlage des Kaninchenhopp bilden Signale wie „Komm" und „Hopp", welche im Beisein der Klienten immer wieder kurz trainiert werden können.
- **Kleine Intelligenzspiele zur Leckerlisuche**, mit einem Futterball aus Metall oder Snackball aus Plastik (nur unter Aufsicht), hier können Sie Obst oder Gemüse erst schnippeln und dann darin verstecken lassen. Danach erfreut man sich daran, wie die Tiere damit beschäftigt sind. Auch für Kaninchen gibt es mittlerweile kleine Intelligenzspiele im Fachhandel, auch diese können mit Klienten genutzt werden, wenn das Kaninchen diese vorher kennenlernen durfte und weiß, was es damit machen soll.

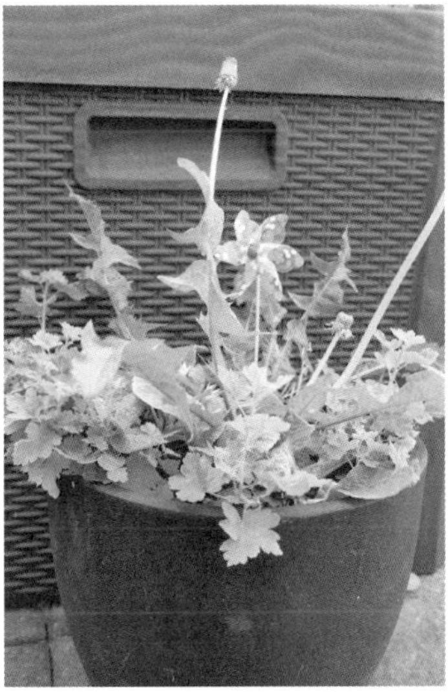

Abb. 3.15: Im Blumentopf hat sich Löwenzahn selbst ausgesät, er durfte bleiben und ist nun ein kleiner Snack für die Kaninchen, welchen die Klienten selbst ernten können.

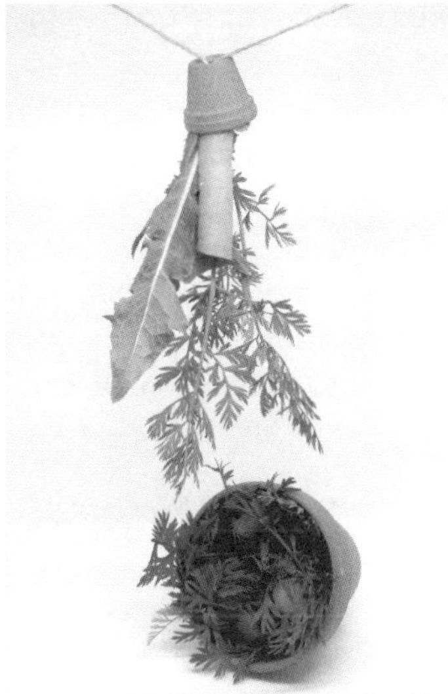

Abb. 3.16: Für Nager kann man die Klienten (mit Hilfe) schöne Knabbermöglichkeiten selbst herstellen lassen.

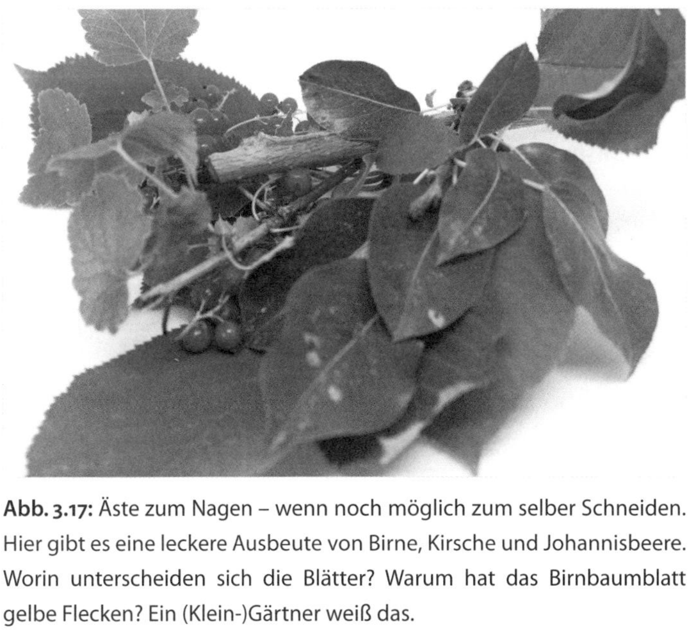

Abb. 3.17: Äste zum Nagen – wenn noch möglich zum selber Schneiden. Hier gibt es eine leckere Ausbeute von Birne, Kirsche und Johannisbeere. Worin unterscheiden sich die Blätter? Warum hat das Birnbaumblatt gelbe Flecken? Ein (Klein-)Gärtner weiß das.

Interventionen bei Demenz im zweiten Stadium

- **Knabberschale oder Kräutergarten** anlegen, dafür gibt es im Fachhandel Kaninchenmischungen, aber normale Kräuterpflanzen reichen auch. Ansähen, Pflegen und Ernten wird durch die Klienten übernommen. Aus der Ernte können die Klienten **Kräuterbunde** zusammenstellen. Dazu noch etwas Frischfutter wie Mohrrübe oder Apfel schnippeln. Das Frischfutter kann dann mit den Kräuterbunden z. B. aufgefädelt und im Gehege zum Knabbern angebracht werden (unter Aufsicht). Ist die Schnur lang genug, kann diese auch direkt von den Klienten gehalten werden, wenn die Kaninchen knabbern.
- **Knabberzweige schneiden**, Sie haben Obst- oder Laubbäume, welche Sie mit dem Klienten erreichen? Dann schneiden Sie die notwendigen Nagehölzer für Ihre Kaninchen doch selbst! Indem der Klient die Gartenschere selbst nutzen darf, sind wir wieder inmitten der Biografiearbeit, aber auch der Selbstbestimmtheit und der Selbstwertförderung.
- **Kräuterspaziergang**, machen Sie einen kleinen Spaziergang mit der Aufgabe, Grünzeug für die Kaninchen zu sammeln. Wahrscheinlich müssen Sie öfter an die Aufgabe erinnern, das ist aber nicht schlimm. Sie werden als Ergebnis einen Gaumenschmaus aus Löwenzahn, Gräsern usw. für die Kaninchen mitbringen. Sammeln Sie nur Pflanzen, von denen Sie wissen, dass diese für Ihre Tiere gut verträglich sind. Insofern nicht so verträgliches Grünzeug mitgesammelt wird, könnte man es im Gemeinschaftsraum in eine Vase stellen, um so zu vermeiden, dass die Klienten immer wieder auf das falsche Sammeln hingewiesen werden müssen.

Interventionen bei fortgeschrittener Demenz

Bei fortgeschrittener Demenz bleibt quasi nur noch die Beobachtung der Tiere. Wurden Ihre Kaninchen an ein Nestchen für den mobilen Einsatz gewöhnt und fühlen sich dort wirklich sicher, ist darin ein kurzer Besuch im Bett möglich. Das muss individuell im Sinne der Tiere abgewogen werden.

Hilfreiche Links, Downloads oder Literatur

TVT Merkblatt Nr. 131.5 (Download unter tierschutz-tvt.de)
Linke-Grün, G. (2018): Zwergkaninchen Wohlfühl-Heime gestalten.
Fischer, J. (2008): Stall und Käfig selber bauen.
Müller, I. (2018): Clickertraining für Kaninchen, Meerschweinchen und Co.
kaninchenwiese.de – traumhaft schöne Gehege-Ideen.
kaninchen-online.de
diebrain.de

3.6 Meerschweinchen

Kleine, schnelle bunte Tiere, durchaus neugierig, aber auch schnell im Versteck, wenn ihnen etwas unheimlich vorkommt. Meerschweinchen laden zum Beobachten ein, als Streicheltiere sind sie nur bedingt geeignet.

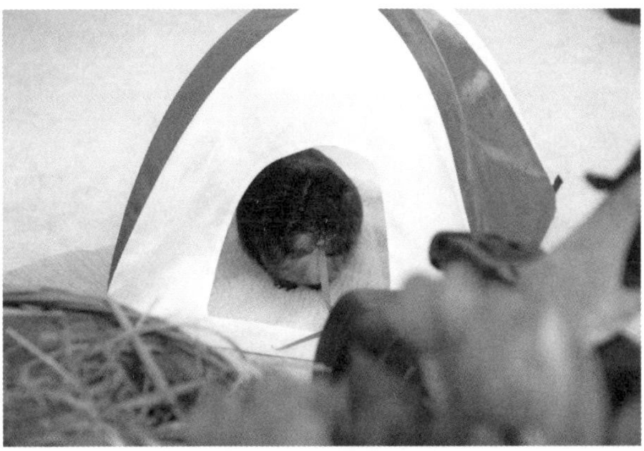

Abb. 3.18: Ich kann selbst entscheiden, ob ich mich nur in meiner sicheren Höhle beobachten lassen möchte oder Kontakt mit dem Menschen aufnehme.

3.6.1 Anforderungen an Haltung und Einsatz

Auch wenn sie in diesem Buch eher zu den kleinen Tieren zählen: Sollen Meerschweinchen glücklich sein und sich wohlfühlen, so muss doch einiges in der Haltung beachtet werden.

Tab. 3.4: Übersicht zu den Grundansprüchen an den Einsatz von Meerschweinchen.

Lebenserwartung	6–8 Jahre.
Platzbedarf	Rechnen Sie mit mind. 2 qm, eher noch mehr, da Meerschweinchen viel laufen. So empfiehlt die TVT mind. 6 qm bei 5–10 Tieren (TVT 2018, 5). Diese können auch über mehrere Etagen angelegt sein. In der Regel sind die im Handel angebotenen Varianten zu klein: Kaufen Sie z.B. 2 handelsübliche Käfige und schaffen daraus 2 Ebenen für die Bewohner, indem Sie diese übereinander oder nebeneinander stellen (s. Kapitel 3.5.1). Rundum geschlossene Käfige aus Plastik sind wegen der schlechten Belüftung nicht geeignet. Beim Selberbauen sind der Phantasie keine Grenzen gesetzt, Schaerer empfiehlt ein 1,50 x 80 strukturiertes Gehege mit 30 cm hohem Plexiglas statt Gitter und einer Klappe, damit die Tiere zum Füttern auf den Schoß laufen können (Schaerer 2011,9). Neben der Grundausstattung mit Häuschen (hier auf 2 Öffnungen zur Fluchtmöglichkeit achten), Verstecken, Näpfen, Heu und Stroh, Einstreu, Raufe (so, dass kein Hineinspringen möglich ist, wegen der Verletzungsgefahr), kann das Gehege je nach Größe mit Gegenständen wie etwa einer Brücke, Weidenrampe, Röhren oder Zweigen interessant gestaltet werden. Außengehege müssen windgeschützt, sicher vor Fressfeinden eingezäunt, frei von Giftpflanzen, zum großen Teil überdacht, mit vielen Verstecken und einem gut isolierten Schlafhaus ausgestattet sein.
Artgenossen	Gruppentiere – mind. 2 Tiere, besser Gruppen von 4–10 Tieren.
Betreuungsaufwand/ Pflege	Täglich (2 x) Fütterung mit Gemüse, Obst oder Kräutern, Entfernung von Futterresten der vorherigen Fütterung sowie altem Heu. Kontrolle, ob genug Heu und Wasser da ist und die Tiere gesund wirken. Reinigung der Tränke sowie Kot- und Urinbereiche. Bei reiner Käfighaltung Möglichkeit zum Auslauf bieten. 1 x wöchentlich sowie eher bei Bedarf Reinigung der Grundausstattung und des Geheges sowie Fellpflege. Monatliche Gewichts-, Zahn- und Krallenkontrolle. Der tägliche Versorgungsaufwand liegt bei etwa 30 Minuten. Zusätzlich Zeit für die Beziehungspflege mit der Hauptbetreuungsperson einplanen.
Gesundheits-management/ Zoonoserisiken	Keine Impfungen. 2 x jährlich eine Vorstellung beim Tierarzt zur Gesundheitskontrolle empfohlen. Risiken stellen Hautpilze sowie Räudemilben dar.
Einsatzhäufigkeit	In gewohnter Umgebung, freiwillig mit Rückzugsmöglichkeit laut TVT 1–2 Einsätze an 3–5 Tagen pro Woche für eine Dauer von je etwa 30-60 Minuten möglich (TVT 2018,8).
Kosten	Etwa 300-400 Euro pro Tier pro Jahr, zuzüglich eventueller Tierarztkosten. Anschaffungskosten sollten mit mind. 200 Euro berechnet werden, eher mehr bei einem tiergerechten Wohlfühlgehege.

3.6.2 Ethische Überlegungen

Meerschweinchen sind Fluchttiere, daher bitte kein Greifen von oben, denn das kann ein Beutetier wie Meerschweinchen in Todesangst versetzen. Meerschweinchen sind keine klassischen Streicheltiere. Körperkontakt auch zwischen den Tieren ist nicht stark ausgeprägt. Nahkontakt immer kritisch beobachten und gegebenenfalls abbrechen. Nur mit Tieren, die gut auf das Streicheln vorbereitet wurden und das auch wirklich genießen können, in eine Interaktion mit Streichelkontakt gehen. Als Gruppentiere sollte es zu keiner Trennung von Artgenossen für den Einsatz kommen. Das würde Stress erzeugen.

3.6.3 Einbezug in die Betreuung / drei Demenzstufen

Meerschweinchen sind eher zum Beobachten als zum Streicheln geeignet. Das fängt schon beim Einrichten des Geheges an:

„Der Einsatz von Plexiglas anstelle von Gitterstäben bewirkt auch, dass die Tiere nicht als ‚Gefangene hinter Gittern' wahrgenommen werden, sondern vielmehr als ‚Mitbewohner mit eigenem schönen Zuhause' (eine nicht zu unterschätzende Wirkung auf Heimbewohnende, die ja selber nicht immer freiwillig ihr eigenes Zuhause verlassen mussten, um ins Heim zu ziehen) (Schaerer 2011, S. 9).

Abb. 3.19: Zuvor vom Klienten bestückte und unter Aufsicht aufgehängte Tontöpfe bieten eine schöne Abwechslung im Meerschweinchen-Alltag sowie Beobachtungsanlass.

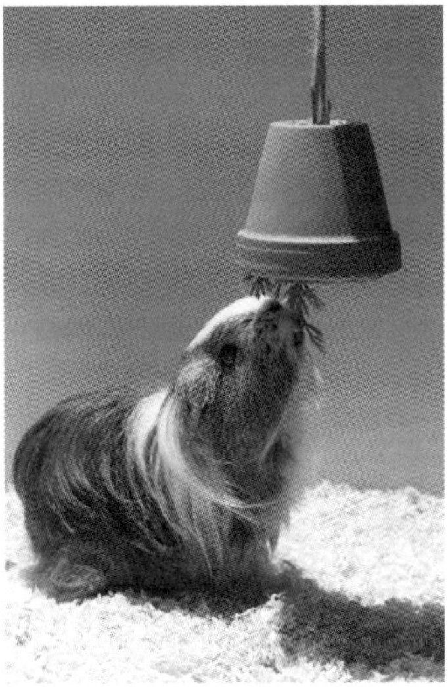

In Kapitel 3.5.3 wurden bei den Kaninchen schon ausführliche Einsatzideen vorgestellt, diese sind auch für Meerschweinchen übertragbar, daher sind die folgenden Ideen eher kurz gehalten:

Interventionen bei beginnender Demenz

- Verschiedene **Gemüse- oder Kräutersorten ineinander stecken oder auffädeln** und ins Gehege stellen, bzw. die Girlande festhalten lassen, **kleine Tontöpfe** mit Grünzeug bestücken und aufhängen.
- Immer einmal wieder **Einrichtungsgegenstände austauschen**, um das Gehege interessant zu gestalten (Röhren, Baumscheiben, Ziegelstein zum Futter verstecken etc.). Klienten dabei aktiv mit ihren Ideen einbeziehen.
- **Zweige (mit Blättern) von Laub- oder Obstbäumen abschneiden** und in das Gehege geben, ggf. vorher noch kleine Leckerbissen von Gurke, Möhre oder Paprika aufspießen (Verträglichkeit beachten).

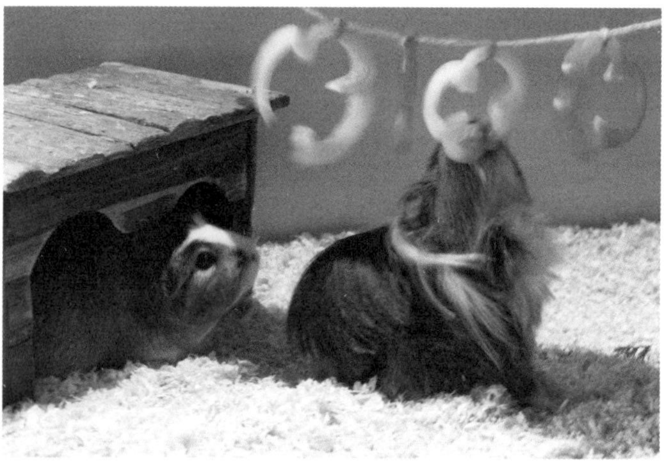

Abb. 3.20: Auch Paprika muss nicht immer im Napf gereicht werden.

Interventionen bei Demenz im zweiten Stadium

- **Gemüse schneiden, Kräuterbünde binden, Grünes selber ziehen** mit z.B. Saatmischungen aus dem Zoofachhandel oder Grassamen.
- **Häuschen aus Kartons** aus Pappe **selbst gestalten** lassen und regelmäßig durch Neue ersetzen.

Interventionen bei fortgeschrittener Demenz

- **Beobachtung** der Tiere im Gehege mit verbaler Begleitung.

Hilfreiche Links, Downloads oder Literatur

TVT Merkblatt Nr. 131.7 Meerschweinchen.
Bartels, A., Gaßner, G. (2007): Wohnen mit Meerschweinchen.
Beck, A. (2007): Meerschweinchen halten & pflegen, verstehen & beschäftigen.
diebrain.de
meerschweinchenfreunde.de
siehe auch S. 97

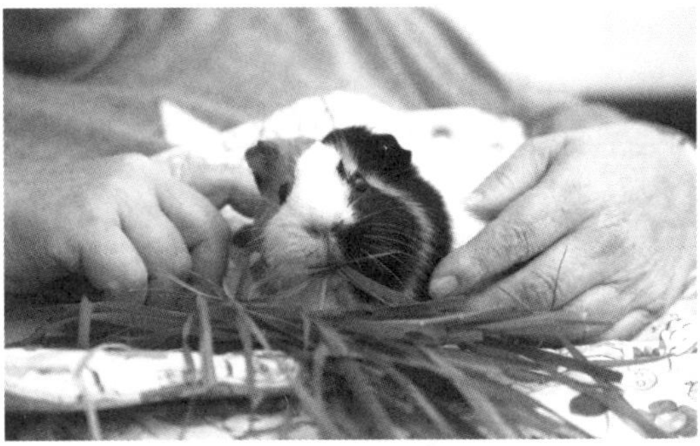

Abb. 3.21: Toll, wenn das Meerschweinchen dem Menschen so vertraut, dass es in der Begegnung (das zuvor vom Klienten gesammelte) Gras fressen kann.

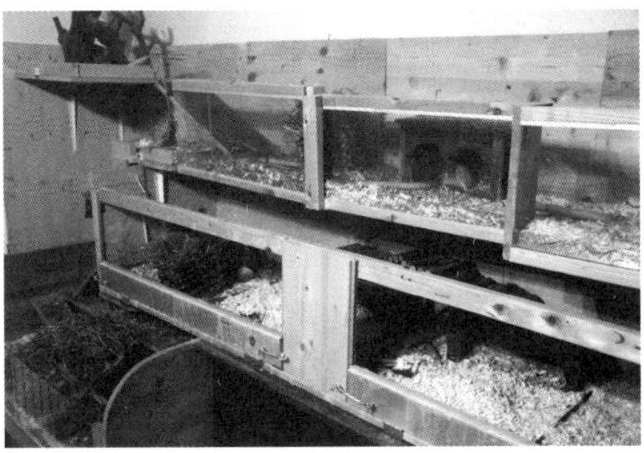

Abb. 3.22: Eine solche toll gestaltete Meerschweinchen-Villa bietet den Tieren sowie Beobachtern Abwechslung. Bei offenen Modellen wie diesem bitte unbedingt sicherstellen, dass kein unbefugter Zugriff durch Klienten auf die Tiere erfolgt.

3.6.4 Aus der Praxis: „Kleine" Herzen in der tiergestützten Arbeit!

von Klaudia und Paulina Tiemeshen

Wir setzen neben unserem Schäferhund-Rüden Gonzo acht Meerschweinchen in der mobilen tiergestützten Arbeit ein. Da Meerschweinchen zu den Fluchttieren gehören, gehen wir im weiteren Verlauf explizit auf die „Gewöhnung" der Meerschweinchen für ihren mobilen Einsatz ein.

Besonders wichtig in der tiergestützten Arbeit ist das hedonische Budget. Die Fachkraft, welche das Tier einsetzen möchte, muss sich über die speziellen Bedürfnisse des Tieres im Klaren sein. Meerschweinchen sind sehr soziale Tiere und leben in großen Sippen zusammen. Eine Einzelhaltung kommt somit auf keinen Fall in Frage. Weiterhin lieben sie es, durch Höhlen zu laufen. Daher sollten im Stall, aber auch im tiergestützten Einsatz, genug Unterschlupfmöglichkeiten vorhanden sein. In unserer Arbeit benutzen wir hierfür „Tipi-Zelte" mit einem großen Eingang, sodass ein Meerschweinchen hineingehen und ein anderes zeitgleich hinausgehen kann, falls es ihnen zu eng werden sollte.

Um das eigentlich „scheue" Fluchttier Meerschweinchen an den Menschen zu gewöhnen, braucht es viel Geduld und Ruhe und vor allem immer wiederkehrende Rituale, die Sicherheit vermitteln. Um uns aneinander zu gewöhnen, haben wir uns ein ganzes Jahr lang Zeit gelassen. In dieser Zeit konnten beide Seiten voneinander lernen und profitieren. Zudem spielt Vertrauen eine enorme Rolle für die Erfolge im Training. Auch hier darf der Faktor „Geduld" nicht vernachlässigt werden. Die Meerschweinchen geben die Richtung und das Tempo vor. Daran sollte sich immer gehalten werden, auch im tiergestützten Einsatz. Damit unsere Tiere verschiedene Menschen kennenlernen konnten, wurden Familie und Freunde eingespannt. Es wurde versucht, das spätere Setting so realistisch wie möglich darzustellen. Am Anfang müssen die kleinen Teilerfolge großzügig belohnt werden, dass bedeutet beispielsweise, dass ein Meerschweinchen, welches sich freiwillig zur Decke bewegt hat, die später auf dem Schoss des Klienten platziert wird, mit Erbsenchips bestätigt wurde. Auch wurden die Transportboxen geöffnet in den Stall gestellt, um eine freie Gewöhnung an das Unbekannte zu ermöglichen. Besonders zu betonen ist die Beobachtung der Tiere durch die Fachkraft. Die Beobachtung konzentriert sich auf mögliche Stressanzeichen der Meerschweinchen. Treten solche Anzeichen auf, muss das Setting so lange verändert werden, bis sich das Meerschweinchen wieder wohl fühlt. Lässt sich das Setting nicht verändern, so wird es abgebrochen und das Meerschweinchen wird aus der Situation herausgenommen, um sich wieder entspannen zu können. Durch ein breit aufgestelltes Training können die Meerschweinchen gut auf den tiergestützten Einsatz vorbereitet werden, da die bereits im Vorfeld kennengelernten Reize im praktischen Einsatz einen Wiedererkennungswert haben und somit auch Sicherheit bieten.

In der praktischen Arbeit sind Regeln sehr wichtig. So dürfen nur wir die Meerschweinchen von ihrer Oase holen und sie später wieder auf die Oase setzen.

Die Oase ist eine grüne Decke, auf der auch die Tipi-Zelte platziert sind. Es ist die Meerschweinchen-Oase, auf der unsere Tiere ihren Rückzug finden, aber auch Sicherheit verspüren, da sie die Oase aus der „Gewöhnungszeit" kennen. Zudem wird „tierfreundlich" geklatscht. Das heißt, dass auf das laute Applaudieren durch die Hände ganz und gar verzichtet wird. Es liegt in unserer Verantwortung, darauf zu achten, dass diese und weitere Regeln immer eingehalten werden, damit sich die Meerschweinchen wohl fühlen. Wir konnten in der praktischen Arbeit feststellen, dass gemeinsam weitere Rituale gefunden werden können. So hat es sich entwickelt, dass unsere Meerschweinchen selbständig in ihre Transportboxen zurücklaufen. Es hat sich zu einem richtigen Abschlussritual etabliert. Auch ist es uns ein großes Anliegen, dass im Einsatz der Raum, in dem die TGI durchgeführt wird, geschlossen werden kann, damit kein fremder Hund in die Intervention platzen kann.

In der praktischen Arbeit ist es sehr auffällig, dass die „kleinen" Meerschweinchen für die Senioren eine „große" Rolle spielen. Sehr unruhige Bewohner können sich aufgrund des Körperkontakts zum Meerschweinchen und seiner Anwesenheit entspannen und zur Ruhe kommen. Ruhige Bewohner blühen regelrecht auf und unterhalten sich unbefangen mit anderen Bewohnern über die Meerschweinchen. Auch werden kleinste Veränderungen im Fell wahrgenommen und angesprochen. Die Bewohner fokussieren sich auf die mitgebrachten Meerschweinchen, auf ihre verschiedenen Lautäußerungen und auf das rege Treiben auf der Oase. Besonders berührt waren wir von der Aussage einer Betreuungsassistentin, welche die Einsätze von der Seite der Einrichtung begleitet: Sie war total erstaunt darüber, dass sich eine Bewohnerin durch die Anwesenheit der Meerschweinchen sehr entspannte und die ganze Zeit über ruhig sitzen geblieben war. Eigentlich habe diese Bewohnerin einen starken Bewegungsdrang und sei innerlich sehr unruhig. Weiterhin nahm ein Bewohner an der Intervention teil und kümmerte sich liebevoll um das Meerschweinchen „Urmel". Er trat in Kommunikation mit anderen Bewohnern und hat in dieser Zeit sehr viel gelacht. Die zuständige Betreuungsassistentin berichtete uns später, dass dieser Herr noch nie an einer Gruppenaktivität teilgenommen hatte und auch andere Angebote ablehnen würde.

Besonders wertvoll ist die Möglichkeit der zaunlosen Begegnung im praktischen Einsatz. Unsere Meerschweinchen bleiben auf ihrer Oase und ermöglichen es so, sie ohne Barriere zu beobachten.

Auch wenn die Arbeit mit den Meerschweinchen unzählige Menschen am Herzen berührt und ihnen ein Lächeln ins Gesicht zaubert, steht an allererster Stelle der Tierschutz. Dieser darf nie aus den Augen gelassen werden. In unserer Arbeit ist es uns daher auch wichtig, jeden Einsatz kritisch zu reflektieren und zu schauen, ob es Verbesserungsmöglichkeiten gibt.

Kontaktdaten für Vernetzung und Austausch zum Thema Meerschweinchen:

- **Tiergestützte Intervention Tiemeshen**

Rilkestraße 5, 46414 Rhede
Mail: info@tiergestuetzte-intervention-tiemeshen.de
Homepage: tiergestuetzte-intervention-tiemeshen.de
Mobiles Angebot der TGI mit
Hund und Meerschweinchen für Einrichtungen des Gesundheitswesens und Interessierte – Ein Unternehmen von Zwillingen, mit ganz viel LIEBE fürs Detail geführt.

3.7 Wellensittiche

3.7.1 Anforderungen an Haltung und Einsatz

Wellensittiche sind Präsenztiere. Um ihnen genug Raum zum Fliegen bieten zu können, haben sie einen größeren Platzbedarf, als man vielleicht denkt. Was in der Haltung alles beachtet werden sollte, ist nachfolgend aufgeführt.

Tab. 3.5: Übersicht zu den Grundansprüchen an den Einsatz von Wellensittichen.

Lebenserwartung	10–15 Jahre.
Platzbedarf	Für bis zu 3 Paare empfiehlt die TVT eine Voliere von mind. 1,50 x 0,6 m (Meter) bei einer Höhe von 1 m, welche zugluftfrei stehen sollte. Eine deutlich größere Voliere ist aber sehr empfehlenswert. Es sollte auf Querverstrebung aus mattem Metall ohne Plastikummantelung geachtet werden, damit die Tiere hier klettern können. Rundkäfige und ähnliche sind aufgrund der begrenzten Bewegungsfreiheit nicht geeignet. Bei Außenhaltung muss ein für die Vögel attraktiver Schutzraum vor der Kälte mit den Mindestmaßen 1 x 0,5 m und einer Höhe von 1 m eingeplant werden (TVT, 2013). Die Voliere muss unterschiedlich dicke Äste oder Zweige zum Sitzen, Ruhen und Klettern vorhalten. Ergänzt mit Einstreu, einem kleinem Wasser- und Vogelsandbad sowie der Futterstelle sind gute Grundvoraussetzungen für die Vögel geschaffen.
Artgenossen	In freier Natur leben Wellensittiche im Schwarm, die Haltung sollte daher mindestens als Paar erfolgen.
Betreuungsaufwand/ Pflege	Tägliche Fütterung (Sämereien, Kräuter, Obst, Gemüse, Mineralstein, Grit) mit Reinigung der Trink- und Futtergefäße. Dabei schauen, ob alle Tiere gesund wirken und die Ausstattung intakt ist, sowie die Reste der letzten Fütterung entfernen, bei Bedarf Vogelsand erneuern. Freiflugoptionen müssen täglich eingeplant werden, sofern die Voliere dafür nicht den ausreichenden Platz bietet. Mindestens 1 x wöchentlich Kotentfernung und Erneuerung der Einstreu, Reinigung des Bodens, der Spielzeuge, Sitzstangen und sonstigen Aufenthaltsflächen sowie Bereitstellung von Beschäftigungsmaterial wie Zweigen von Obstbäumen oder Heu. Monatliche Kontrolle von Krallen und Schnäbeln, Gewichtskontrolle. Täglicher Zeitaufwand von etwa 30 Minuten.

Gesundheits-management/ Zoonoserisiken	Federlinge und Milben stellen die größte Zoonosegefahr dar. Beim Schnabelhorn und den Krallen darauf achten, dass diese nicht zu lang werden.
Einsatzhäufigkeit	Nur Einsätze im Rahmen eines Präsenztieres zum Beobachten.
Kosten	Anschaffungskosten ab 150 Euro, eher mehr, bei Volierenhaltung (empfehlenswert) deutlich höher. Laufende Kosten von etwa 10–20 Euro pro Monat.

3.7.2 Ethische Überlegungen

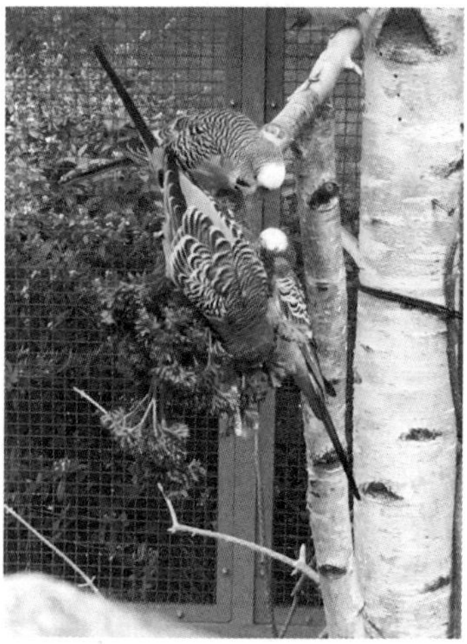

Abb. 3.23: Spaß mit dem frischen Petersilienbund. Bunt, gesprächig und agil – so präsentieren sich Wellensittiche.

Die geselligen Wellensittiche sollten niemals in Einzelhaltung leben müssen. Im Freiflug sollten Gefahren soweit wie möglich minimiert werden (Giftpflanzen, offene Chemikalien wie Reinigungsmittel, heiße Herdplatte etc.). Im Handel erhältliches Zubehör wie ein Spiegel oder ein Plastikvogel, die einen Partner simulieren sollen, kann zu Verhaltensstörungen führen und ist bei tiergerechter Haltung sowieso nicht notwendig. Es ist abzulehnen. Achten Sie beim Kauf der Ausstattung auch darauf, dass sich keine Kleinteile lösen können und dass Schlaufen etc. nicht so groß sind, dass sich der Vogel darin verfangen kann. Wellensittiche sind zarte Wesen und keine Streicheltiere. Ein unkontrolliertes Zupacken durch Klienten in einer Freiflugpause muss verhindert werden.

3.7.3 Einbezug in die Betreuung / drei Demenzstufen

Wellensittiche gehören, wie die Meerschweinchen, eher zu den Beobachtungstieren für eine TGI, jedoch kann man über die Versorgung sehr schön immer wieder einen direkten Bezug zu den Vögeln herstellen. Einige Ideen dazu:

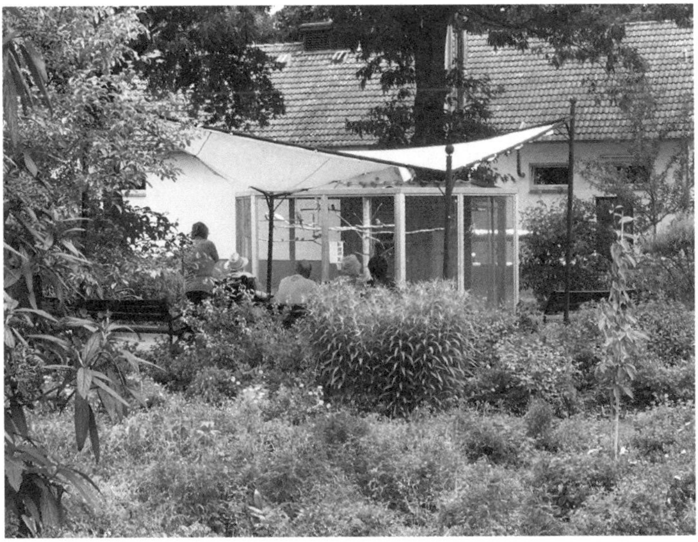

Abb. 3.24: Eine große Voliere im Garten wird schnell Anziehungspunkt für Bewohner und Gäste.

Interventionen bei beginnender Demenz

- **Kräuter sammeln** (Löwenzahn, Beifuß, Sauerampfer, Wegerich, Vogelmiere etc.) **oder selbst anpflanzen** und durch Klienten versorgen und ernten lassen, um sie dann den Vögeln zu geben. Im Winter eignet sich Katzengras sehr gut als Grasalternative, aber auch Petersilie, Minze oder Dill können ganzjährig angebaut werden. Keimlinge von Kresse und spezielle Samenmischungen für Vögel gibt es im Fachhandel.
- **Sepiaschale** – in die Hand des Klienten geben: wo kommt diese her? Bild vom Tintenfisch zeigen (Sepia officinalis – Sepiaschale ist deren Knochenskelett). Was machen die Vögel damit?

Interventionen bei Demenz im zweiten Stadium

- **Äste** von Obst- oder Laubbäumen schneiden und in der Voliere anbringen.
- **Bund Möhrengrün oder Kräuter nassmachen** (Vögel nagen diese oder „baden“ darin)und in die Voliere hängen.
- **Möhren schälen**, am Stück lassen – als Futter oder einfach zum Zerkleinern als Beschäftigungsmöglichkeit in die Voliere hängen. Alternativ Apfelringe aufhängen, welche die Klienten zuvor geschält haben.

Interventionen bei fortgeschrittener Demenz

- Hier stellt das **Beobachten** eine ganzheitliche Sinnesaktivierung dar (Zwitschern, Fliegen, Interaktion der Vögel untereinander etc.). Das kann auch durch Personal verbal begleitet werden, um die Aufmerksamkeit auf die Vögel zu lenken.

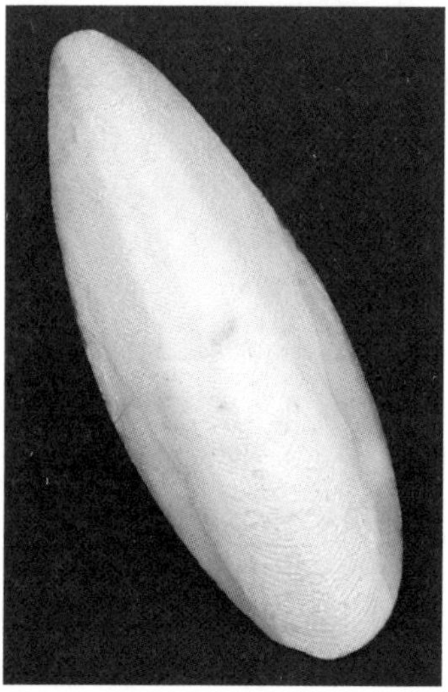

Abb. 3.25: Sepiaschale zum Anfassen und Raten, was es ist (siehe 4.5).

Hilfreiche Links, Downloads oder Literatur

Größle, B. (2018): Wellensittiche halten – pflegen – beschäftigen.
TVT (2013): Wellensittiche.
Verein der Wellensittich-Freunde Deutschland e.V / vwfd.de
wellivilla.de, hier finden Sie ein Musterbeispiel für eine Außenvoliere.

3.8 Huhn

Hühner werden immer beliebter, nicht ohne Grund. Die sehr intelligenten Tiere bauen schnell Beziehungen zu ihren Menschen auf, begrüßen einen lautstark, wenn sie jemanden sehen und sind sehr lernwillig. Zudem ist das Spüren des Gefieders bei einem entsprechend an den Menschen gewöhnten Huhn ein ganz besonderes Erlebnis.

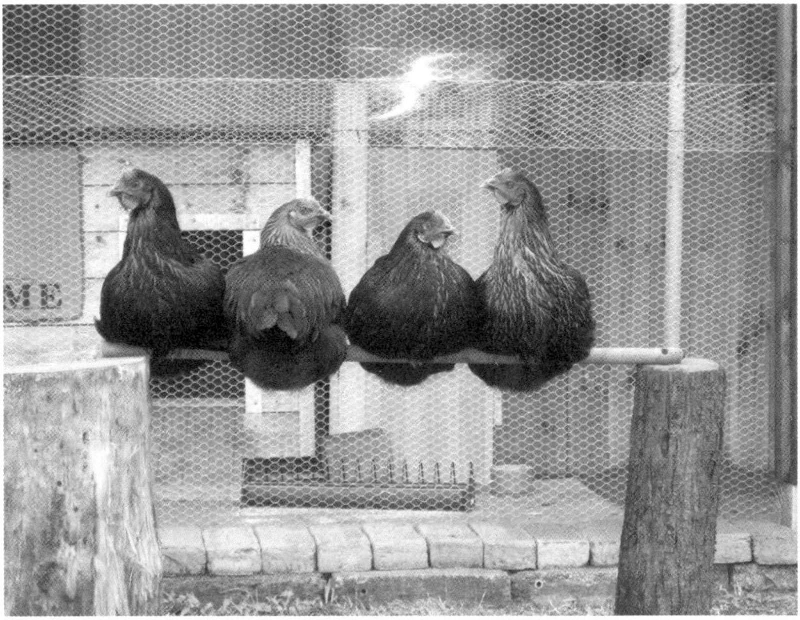

Abb. 3.26: Happy, Sunny, Funny und Lucky – glückliche Hühner auf ihrem Stammplatz im Auslauf.

3.8.1 Anforderungen an Haltung und Einsatz

Die Haltung ist weniger aufwendig als man vielleicht im Voraus denkt.

Tab. 3.6: Übersicht zu den Grundansprüchen an den Einsatz von Hühnern

Lebenserwartung	10–20 Jahre.
Platzbedarf	Ein Freilauf mit genug Möglichkeit zum Rennen und für Sandbäder (trocken), zum Scharren sowie zum Sonnen mit Büschen oder Ähnlichem. Um dem Tier Sicherheit vor Feinden sowie Witterungsschutz zu bieten, muss eine Einzäunung mit einer Höhe von etwa 2 m bzw. gleich auch oben als Schutz vor Fressfeinden vorhanden sein. 4 qm pro Huhn sollten als Mindestfläche gegeben sein, besser ist die doppelte Fläche (für Wechselbeweidung), um eine Auszehrung des Bodens zu vermeiden. Tiemann (2019, 39) empfiehlt mind. 10 qm pro Huhn, die TVT

	sogar 100 qm für 5 Tiere (TVT 2019, 5). Der Auslauf sollte abwechslungsreich und ansprechend gestaltet sein: trocken, zugluftfrei mit Schlafstange, Kotbrett, Möglichkeiten zur Eiablage (Heu oder Stroh), Einstreu, Kalksteinen sowie Schutz vor Fressfeinden. Ein insbesondere nachts verschließbarer Stall muss vorhanden sein.
Artgenossen	Hühner sind Gruppentiere! Gut sind ein Hahn mit bis zu 6 Hennen, auch weniger und ohne Hahn ist möglich, aber bitte nie alleine halten!
Betreuungsaufwand/ Pflege	Animalische (Würmer, Insekten) und vegetarische (Körner, Obst, Grünfutter) Ernährung mit Mineralien ergänzt. Tägliche Fütterung (2 x), Wasserkontrolle (geschlossene Geflügeltränke), Entfernung alten Futters und Kots sowie Kontrolle der Tiere – wirken sie gesund und fit? 1 x wöchentlich den Stall/Auslauf inklusive der Sitzflächen ausführlich reinigen. Tiere wiegen, Krallen und Schnäbel sowie After/Kloakenregion kontrollieren. Zudem Eier einsammeln und Tiere je nach Unterbringungsart früh herauslassen und abends wieder einsperren. Der tägliche Zeitaufwand für die Versorgung liegt bei etwa einer halben Stunde. Es ist auch Zeit für die Beziehungspflege mit der Hauptbetreuungsperson einzuplanen, wenn die Tiere nicht nur als reine Präsenztiere gehalten werden sollen.
Gesundheits-management/ Zoonoserisiken	Schutzimpfungen bei Geflügel nach Rücksprache mit dem Tierarzt. Laut Geflügelpest-Verordnung muss gegen Newcastle-Disease geimpft werden. Kotuntersuchungen auf Endoparasiten (Würmer) und Bakterien (Salmonellen) 1–2 x pro Jahr empfohlen (TVT 2019, 6). Ektoparasiten wie Flöhe, Milben oder Federlinge können vorkommen, dann sollte eine Behandlung durchgeführt werden.
Einsatzhäufigkeit	Die TVT schreibt von höchstens maximal 3 Stunden (inklusive 15 Minuten Pause nach jeder Stunde) pro Tag, immer mit Gegenwart von anderen Hühnern aus dem Stall und nur nach vorherigem Training und einer sorgfältigen Gewöhnung an die Einsatzsituation (TVT 2019, 9).
Kosten	Anschaffungskosten liegen für Stall, Ausstattung und die Tiere bei etwa 500-1.500 Euro (bei einer kleinen Hühnergruppe). Laufende Kosten pro Jahr, je Tier 50-120 Euro.

3.8.2 Ethische Überlegungen

Hühner leben in ihrem Stall mit Auslauf. Es ist ein behutsames Training der Tiere notwendig, wenn die Haltung über das Beobachten der Tiere hinausgehen soll. Reizüberflutung in Räumen durch Licht, Geräusche, Gerüche, von Raumduft oder Zigaretten etc. sollte vermieden werden. Hühner niemals jagen, um sie einzufangen oder um damit eine Schockstarre zur Aufnahme zu provozieren. Durch Training (positive Verstärkung) sollten die Hühner ihre Transportboxen kennen und diese freudig und freiwillig für einen Einsatz außerhalb ihres Geheges besteigen.

3.8.3 Einbezug in die Betreuung / drei Demenzstufen

Interventionen bei beginnender Demenz

Aufgrund des Risikos von Salmonellen bei Geflügel gilt es den Kontakt der Klienten mit dem Kot der Tiere unbedingt zu vermeiden.

- Das **Gehege** immer mal wieder mit neuen Gegenständen zum Erkunden gemeinsam **umgestalten** (dicke Äste, große Blumentöpfe, Steine). Dabei auch die Ideen der Klienten erfragen und umsetzen.
- **Eier sammeln**, in Eierkartons einsortieren lassen und dem Personal schenken (wegen der Hygiene nicht selber verwerten).
- **Stalltätigkeiten** durch die Klienten ausführen lassen, soweit das möglich ist, z. B. neues Heu oder Stroh in die Nester packen, Zählen der Tiere – sind alle da?

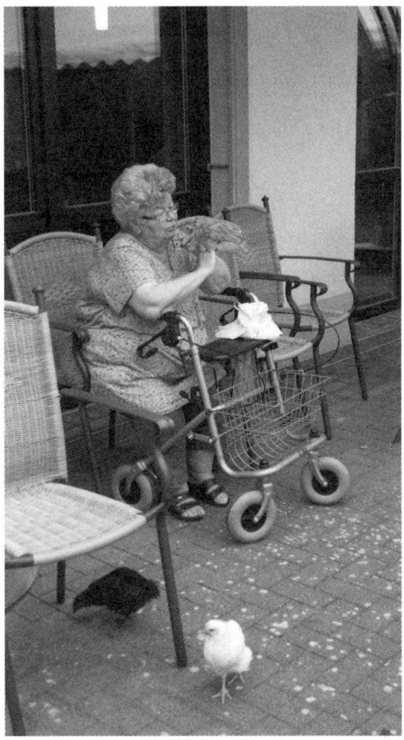

Abb. 3.27: Freiwillig flog das Huhn auf den Rollator und stieg auf die Hand, freiwillig kann es auch wieder gehen.

Interventionen bei Demenz im zweiten Stadium

- **Grünfutter schneiden** und vorbereiten, auf dem Napf anrichten.
- **Tiere nachts in den Stall sperren** und morgens herauslassen.

Interventionen bei fortgeschrittener Demenz

- **Körnerfutter im Auslauf** verteilen.
- **Beobachten** der Tiere mit verbaler Begleitung durch das Personal.

Hilfreiche Links, Downloads oder Literatur

Otterstedt, C. (2017): HÜHNER (Bunte Reihe/ 2), Wissenswertes zu Hühnern & Kreative Ideen rund um die Mensch-Huhn-Beziehung.
Tiemann, M. (2019): Hühnerhaltung – das Hühner 1x1.
TVT (2019): Merkblatt Nr. 131.3 Hühner im sozialen Einsatz.

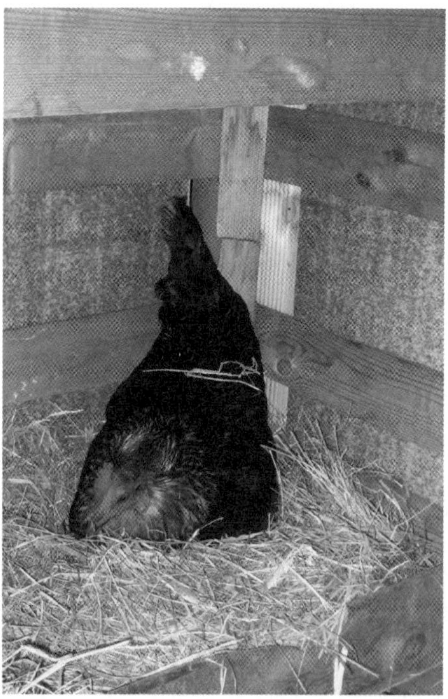

Abb. 3.28: Hier gibt es gleich ein frisch gelegtes Ei, eine tolle Erfahrung, wenn man dieses sammeln darf.

Kontaktdaten für Vernetzung und Austausch zum Thema Huhn:

- Grafschafter Diakonie – Diakonisches Werk Kirchenkreis Moers
  Kranichstr. 1, 47441 Moers
  Mail: i.lohr@grafschafter-diakonie.de
  Homepage: grafschafter-diakonie.de
  Hühnerstall im Garten. Der Soziale Dienst versorgt mit Unterstützung der Bewohner die Tiere. Sitzgruppe am Gehege, Tiere sorgen für viel Gesprächsstoff. Bewohner haben viel Fachwissen zur Hühnerhaltung.

- Caritas Tagespflege St. Paulus Caritasverband Moers-Franken e.V.
  Fasanenstr. 3, 47475 Kamp-Lintfort
  Mail: petra.steigerwald@caritas-moers-xanten.de
  Homepage: caritas-moers-xanten.de

  Es werden auch Hund, Pony, Esel, Schwein und Ente eingesetzt.

3.9 Fische

Das Geräusch des Wassers, dazu die sanften Bewegungen der bunten Fische im Aquarium lassen Klienten, aber auch Bewohner und Personal entspannen und sich beruhigen. Ein Beobachten ohne Anforderung an eine Interaktion ist jederzeit selbstbestimmt durch die Klienten möglich.

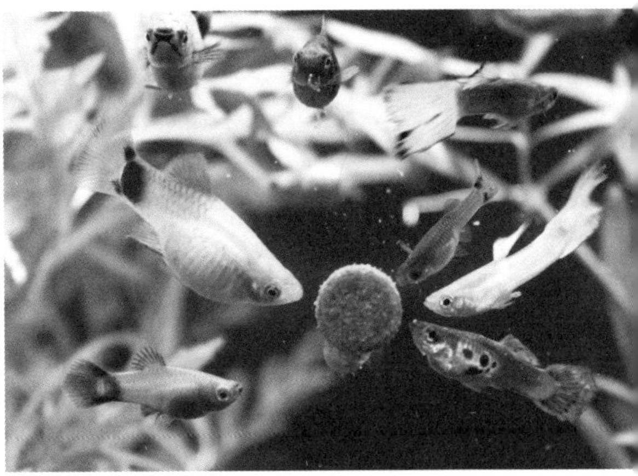

Abb. 3.29: Eine an die Aquarienscheibe geklebte Futtertablette lockt Fische und Beobachter an.

3.9.1 Anforderungen an Haltung und Einsatz

Um eine Wohlfühlatmosphäre für alle Beteiligten zu schaffen, sind einige Grundvoraussetzungen für die Aquarienbewohner zu beachten.

Tab. 3.7: Übersicht zu den Grundansprüchen an den Einsatz von Fischen.

Lebenserwartung	Je nach Art sehr unterschiedlich.
Platzbedarf	Ein Aquarium sollte ab 54 Liter Fassungsvermögen angeschafft werden, eher noch größer, denn das biologische Gleichgewicht ist in kleinen Becken labiler als in größeren Varianten, der Wartungsaufwand ist bei größeren Becken dadurch deutlich geringer. Der Standort sollte ohne direkte Sonneneinstrahlung gewählt werden (Sonne fördert das Wachstum von Grünalgen). Wählen Sie ein geschlossenes Aquarium, um das Eingreifen von Klienten zu verhindern.
Artgenossen	Fische müssen in der Regel als Schwarm gehalten werden, das heißt mind. 4, besser 6 oder 8 Fische einer Art. Da es aber auch Paarhaltung und andere Vergesellschaftungsformen gibt, ist eine ausführliche vorherige Information zu der gewünschten Art unabdingbar. Es ist sinnvoll, dass Sie Fische auswählen, welche sich in unterschiedlichen Bereichen aufhalten, so stören diese sich nicht gegenseitig und das Aquarium ist auf allen Ebenen belebt. Gegen Algen sind Welse gut geeignet. Sollen auch Wasserschnecken, Süßwassergarnelen oder Zwergkrallenfrösche einziehen, wählen Sie hierzu passende Fische aus.
Betreuungsaufwand/ Pflege	Die Wartung der Technik (Heizung, Beleuchtung, Zeitschaltuhr für Licht (12–14 Stunden an für die Fotosynthese) sollte täglich per Sichtung erfolgen. Ist das Wasser klar und wirken die Fische gesund? Diese Fragen sollten Sie sich bei der 1–2-maligen täglichen Fütterung der Fische stellen. 1 x wöchentlich bis alle 14 Tage steht die Reinigung des Filters, das Absaugen von Mulm vom Boden, das Entfernen von Pflanzenteilen mit dem Kescher, bei Bedarf das Stutzen der Pflanzen, ein Teilwasserwechsel und, wenn notwendig, die Scheibenreinigung (Scheibenkratzer) mit etwa einer Stunde Arbeitsaufwand an.

	Achten Sie bei der Standortwahl unbedingt auf die Kippsicherheit Ihres Aquariums. Ebenso müssen stromführende Geräte vor dem Zugriff der Klienten gesichert werden (am besten in einem verschließbaren Schrank). Investieren Sie in gute Technik (Filter) und unterschätzen Sie nicht den Pflegeaufwand.
Gesundheits-management/ Zoonoserisiken	Bei entsprechender Pflege ist das Aquarium ein intaktes System und hygienisch unbedenklich. Bei Krankheit der Fische gibt es im Fachhandel Informationen und Präparate für Behandlungsmöglichkeiten.
Einsatzhäufigkeit	Entfällt, da reine Präsenztiere.
Kosten	Anschaffung ab etwa 400 Euro bei kleineren Aquarien (60 l) mit guter technischer Ausstattung. Laufende Kosten (60 l) ab ca. 150 Euro pro Jahr.

3.9.2 Ethische Überlegungen

Runde (Goldfischkugel) und zu kleine Aquarien (Nano-Aquarien) sind abzulehnen aufgrund der geringen Größe oder, bei runden Wänden, aufgrund der Reflektion und damit fehlender Orientierung der Fische. Das gilt auch für jegliche Aquarien, in denen die Tiere aufgrund des Standortes nicht zur Ruhe kommen können (z. B. ständiger Publikumsverkehr).

Bei der Ausstattung des Aquariums sollte das Tierwohl vor dem Geschmack des Einrichters stehen. Nutzen Sie keine Einrichtungsgegenstände, bei denen Verletzungsgefahr besteht, und nur Dinge aus dem Fachhandel (z. B. auf scharfe Kanten an Kies oder Dekoration achten, keine Steine aus dem Meer oder Wurzeln aus dem Wald). Futter und Zubehör sollte sicher verschlossen sein, um eine Überfütterung oder Füttern mit dem falschen Futter zu vermeiden. Daher sollte der Aquariendeckel auch nicht für die Klienten erreichbar sein, oder er ist verschlossen oder unter konstanter Beobachtung, um Fehlhandlungen durch Klienten auszuschließen. Bei Fischen denkt man schnell, dass es sich um eine einfache Haltung handelt. Dem ist nicht unbedingt so, denn ein Aquarium ist ein komplexes Ökosystem. Dieses hat leise Bewohner, sie klagen nicht, daher haben wir hier eine besondere Verantwortung, damit es den Tieren gut geht. Um das gewährleisten zu können, sollten Aquarien nur nach einer ausgiebigen Beratung oder durch Mitarbeiter mit fundierter Aquarienerfahrung angeschafft werden.

3.9.3 Einbezug in die Betreuung / drei Demenzstufen

Fische können nicht aktiv eingesetzt werden, es sind Präsenztiere, das ist logisch. Jedoch gibt es Methoden, um eine Beziehung der Klienten zu den Aquarienbewohnern herstellen zu können.

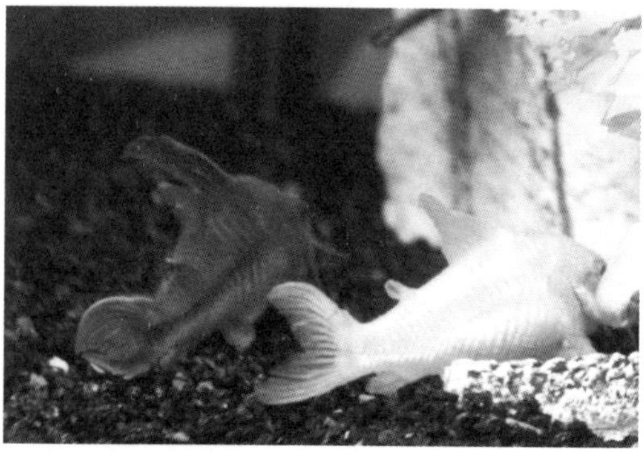

Abb. 3.30: Es ist sinnvoll, bereits bei der Einrichtung des Aquariums auf Kontraste im Sinne der Klienten zu achten. Der dunkle Wels wird auf dem schwarzen Kies quasi unsichtbar.

Interventionen bei beginnender Demenz

- **Schwarmverhalten** – Lassen Sie die Fische beobachten, welche halten sich eher unten, mittig oder im oberen Teil des Aquariums auf? Erkennt man, welche ein Schwarm sind?
- **Aquarienmanager** – Richten Sie das Aquarium gemeinsam ein, wählen Sie die Fische gemeinsam aus oder besprechen Sie ab und an, was im Aquarium umgestaltet werden soll. Zudem kann man durchzählen – sind noch alle Fische da?
- **vom Fisch zum Du** – Bei Fischen eher unüblich, aber im Sinne der TGI logisch: geben Sie Ihren Fischen gemeinsam mit den Bewohnern Namen. Dazu kann dann, soweit es mit den Klienten noch möglich ist, ein Vorstellungsplakat erstellt werden, welches neben dem Aquarium aufgehängt wird.

Interventionen bei Demenz im zweiten Stadium

- **Größenunterschiede und Farben** der Aquarienbewohner benennen lassen.
- **Füttern** kann mit Unterstützung durch das Personal auch im zweiten Stadium noch gut durch die Klienten umgesetzt werden.

- **Schneckenhausvergleich** – wenn Sie Schnecken im Aquarium haben, sammeln Sie alte Schneckenhäuser heraus. Dazu noch Häuser von Schnecken von der Wiese. Legen Sie diese vor den Klienten. Wie unterscheiden sich die Häuser? Welches ist von den Schnecken aus dem Aquarium?

Interventionen bei fortgeschrittener Demenz

- **Beobachtung** mit verbaler Begleitung durch das Personal.

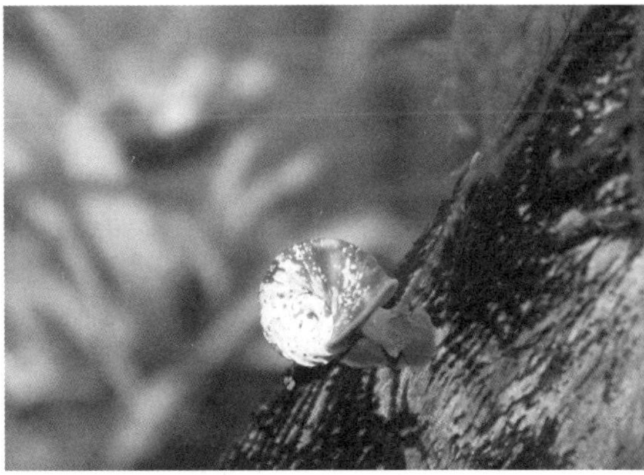

Abb. 3.31: Auch weitere Aquarienbewohner wie Schnecke, Garnele oder Frosch können interessant sein. Schnecken laden sehr zum Beobachten ein, wenn sie an den Aquarienwänden langsam entlanggleiten.

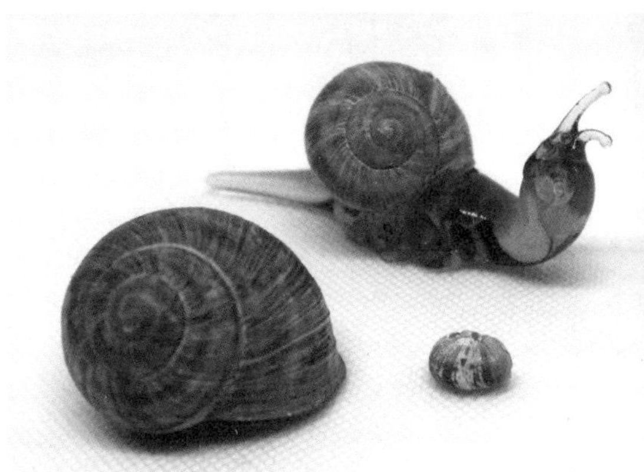

Abb. 3.32: Welche Schnecke ist aus dem Aquarium?

Hilfreiche Links, Downloads oder Literatur

Gutjahr, A. (2017): Das Aquarium. Bunter Mikrokosmos unter Wasser.
haustier-berater.de/haustierdatenbank/suesswasserfische/

3.10 Exkurs: Haltung von größeren Tieren – Neuweltkamelide, Pferd und Pony, Esel, Ziege oder Schaf

Gerne werden auch größere Tiere über externe Dienstleister oder direkt in der Einrichtung für tiergestützte Interventionen gehalten. In diesem Kapitel soll eine kurze Übersicht über die beliebtesten Nutztiere im TGI-Einsatz bei Demenz gegeben werden.

3.10.1 Anforderungen an Haltung und Einsatz

Es handelt sich bei allen hier vorgestellten Arten immer um Fluchttiere, alle sind Pflanzenfresser und sollten nicht allein gehalten werden. Egal, ob die sympathischen ruhigen Alpakas, welche mit ihrem dem Kindchenschema entsprechenden Aussehen schnell alle Herzen erobern. Elegante und feinfühlige Pferde oder Ponys, welche trotz beeindruckender Größe immer Sanftheit ausstrahlen. Der gar nicht sture oder störrische, sondern bedachte und abwägende Esel, der Ruhe und Zeit zum Abwägen benötigt – wie die an Demenz erkrankten, uns anvertrauten Klienten. Die neugierigen, immer voller guter Laune und Energie steckenden Ziegen oder die ruhigen, neugierigen Schafe. Alle diese Tiere können ziemlich alt werden, sind eher kosten- und zeitintensiv (im Vergleich zu den bisher vorgestellten Arten). Zudem benötigen sie viel Platz durch Weideflächen. Wenn man das aber alles bieten kann oder es sich als Einrichtung über einen externen Dienstleister einkauft, bekommt man tierische Begegnungen der besonderen Art. Die großen Tiere beeindrucken und berühren Herzen (auch im Sinne der Biografiearbeit). Was für einen art- und tierschutzgerechten Einsatz notwendig ist, kann nachfolgend nur kurz erörtert werden. Für eine eigene Haltung dieser Tiere ist vertiefende Literatur und sinnvollerweise auch ein Sachkundeseminar sehr zu empfehlen.

Die folgenden Informationen wurden mit Hilfe der TVT Merkblätter 131.1 (Esel), 131.8 (Neuweltkameliden), 131.9 (Pferde), 131.11 (Schafe)und 131.13 (Ziegen) zusammengestellt.

Tab. 3.8: Übersicht zu den Grundansprüchen an den Einsatz von Kameliden, Ponys, Esel, Ziege.

Lebenserwartung	**Neuweltkamelide**: ca. 20 Jahre. **Pferd/Pony:** 25 (eher Warmblut) bis 40 Jahre (eher Ponys und robuste Rassen). **Esel**: 35–40 Jahre. **Ziege**: 15–20 Jahre. **Schaf**: 10–15 Jahre.
Platzbedarf	**Neuweltkamelide**: Der Stall sollte für 2 Tiere mind. 6 qm umfassen, davor ist ein angeschlossener eingezäunter Platz zum Bewegen sinnvoll. Die Weide sollte bei 2 Tieren mind. 1.000 qm groß sein. **Pferd/Pony**: Die TVT schreibt in ihren Empfehlungen von einer Offenstallhaltung mit pro Tier mind. 2 x die Widerristhöhe des Tieres zum Quadrat gerechnet. Besser ab 150 qm für 2 Tiere, der direkte geschützte Stallbereich sollte dabei mind. 10 qm umfassen. Ein dazu täglich mehrstündiger Weidegang ist laut TVT sehr zu empfehlen. Boxenhaltung ist aus Sicht der Autoren bei in der TGI eingesetzten Pferden kaum sinnvoll. **Esel**: s. Pferd/Pony. **Ziege**: Der Stall sollte pro Tier mind. 2 qm umfassen, dazu ein dem Stall angeschlossener Auslauf von mind. 6 qm pro Tier. Hinzu kommt bei einer Gruppe von 3–5 Tieren eine Weidefläche von mind. 1.500 qm. **Schaf**: s. Ziege.
Artgenossen	Für alle Arten gilt der Grundsatz: Mind. 2 Tiere, gerne mehr. Gruppengrößen ab 3 bis zu 8 Tieren sind empfehlenswert. Bei Neuweltkameliden ist keine Vergesellschaftung mit anderen Tieren möglich. Bei den anderen Arten kann das mit guter Auswahl der Tiere, behutsamer Zusammenführung und einem jeder Tierart entsprechenden Stall und Weidekonzept durchaus möglich sein. Bei Ziegen darauf achten, dass gehörnte nicht mit hornlosen Rassen gemeinsam gehalten werden, um Verletzungen bei Rangkämpfen zu vermeiden.

Betreuungsaufwand/ Pflege	Alle Arten benötigen immer frisches Wasser und Heu sowie Mineralien. Eine tägliche Reinigung der Futter-/Tränke- und Kotplätze muss erfolgen. Zudem die Reinigung des Stalles, Auslaufes und der Weideflächen. Verschmutztes Heu und Futterreste müssen entfernt werden. Zudem tägliche Kontrolle des Wohlbefindens. Fellpflege bei Bedarf. Zahnkontrolle regelmäßig. Huf- oder Klauenkontrolle täglich, bei Bedarf Pflegehandlungen vornehmen (lassen). Eine Bestandsbetreuung durch den Tierarzt ist von der TVT 4 x jährlich empfohlen. Den Weidebereich unbedingt regelmäßig auf Giftpflanzen (z.B. Jakobskreuzkraut, Thuja, Buchsbaum, etc.) kontrollieren. Planen Sie einen Zeitaufwand von etwa 1–2 Stunden täglich für die Versorgung der Tiere ein. Zuzüglich Zeit für die Beziehungspflege zur Hauptbetreuungsperson. **Artspezifisch ist zudem auf Folgendes zu achten:** **Neuweltkamelide**: Kontrolle der Nägel und Sohlen, Kürzung der Nägel, wenn notwendig. **Pferd/Pony**: Pflege der Hufe durch einen Hufpfleger alle 6–8 Wochen. **Esel**: Als ursprüngliches Wüstentier benötigt der Esel nur karge Weiden. Eine professionelle Hufpflege sollte alle 9–12 Wochen erfolgen. **Ziege**: bei Bedarf Klauenpflege (durch einen professionellen Klauenpfleger). **Schaf**: bei Bedarf Klauenpflege (durch einen professionellen Klauenpfleger). Jährliche Schur bei Wollschafrassen. Achtung – bei kotverschmierter Wolle in der Analregion besteht das Risiko des Eindringens von Fliegenmaden.
Gesundheits-management/ Zoonoserisiken	Für alle Arten gibt es notwendige Impfungen. Zudem sollte 2–4 x jährlich über eine Kotuntersuchung eine Kontrolle auf Endoparasiten stattfinden und wenn notwendig entwurmt werden. Alle Arten sind empfänglich für Ektoparasiten wie etwa Milben oder Zecken etc. Zudem stellen Pilzerkrankungen ein Zoonoserisiko dar. Welche Zoonosrisiken für die von Ihnen ins Auge gefasste Tierart bestehen, lesen Sie bitte z.B. im TVT Merkblatt nach (s.u.). Zudem sollten Sie mit Ihrem Tierarzt den aktuellen Infektionsdruck in Ihrer Region und die daraus resultierenden notwendigen Impfungen und sonstigen Vorsorgemaßnahmen besprechen.

Einsatzhäufigkeit	Die Tiere sollten an 3 bis maximal 5 Tagen pro Woche eingesetzt werden. Ideal wäre ein Einsatztag und ein Tag Pause vor dem nächsten Einsatz. Als Einsatzzeit direkt mit Menschen empfiehlt die TVT einen Zeitrahmen von einer Stunde (Neuweltkameliden), 2–3 Stunden (Pferd, Pony, Esel) und 3–4 Stunden (Ziege, Schaf). Wobei reine Beobachtungsituationen, in denen das Tier nicht beeinträchtigt wird, häufiger und länger stattfinden können. Auch Wanderungen und Spaziergänge können bei daran gewöhnten Tieren länger ausfallen. Hingegen sollte man bei sehr intensiven Mensch-Tier-Begegnungen die Einsatzzeit auch deutlich nach unten herabsenken.
Kosten	Anschaffungskosten für Tiere, Stallausstattung oder Unterstand, Tränken, Raufen und Zaunmaterial. Laufende Kosten fallen dann vor allem für Futter (vor allem Heu und Mineralstoffe), ggf. Miete oder Pacht, Strom für den Zaun, Versicherung und Tierarzt an. Da es sich hier um sehr unterschiedliche Tierarten handelt, ist eine Pauschalaussage schwierig. Am kostenintensivsten sind Pferde und Ponys mit laufenden Kosten ab etwa 3.000 Euro pro Jahr pro Tier, dann folgen Esel, Neuweltkameliden und mit Kosten ab etwa 1.000 Euro pro Jahr pro Tier Schaf und Ziege. Es handelt sich hierbei allerdings lediglich um ungefähre Richtwerte, da eine Tierarztbehandlung schnell die ganze Jahreskalkulation ins Wanken bringen kann. Zudem können auch die Preise für Heu regional sehr unterschiedlich ausfallen.

3.10.2 Ethische Überlegungen

Bei den großen Tieren sollte man sich immer ganz genau vor Augen halten, ob eine artgerechte Haltung für das Fluchttier wirklich gewährleistet werden kann und die Kosten für die gesamte Lebenszeit übernommen werden können. Aufgrund der Größe sollte auch bedacht werden, ob eine wirklich freie Begegnung mit Rückzugsmöglichkeiten gewährleistet werden kann oder Hilfsmittel wie Halfter und Strick genutzt werden sollten (Sicherheitsaspekt). Dann sollte das Tierverhalten im Einsatz ganz genau beobachtet und im Bedarfsfall die Intervention zugunsten

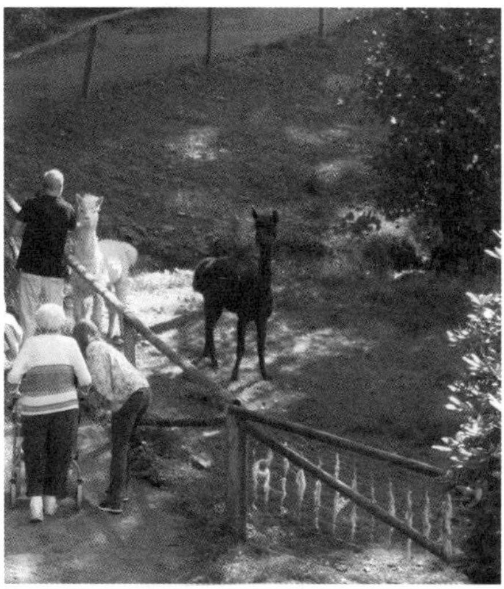

Abb. 3.33: Spaziergang zu den Alpakas.

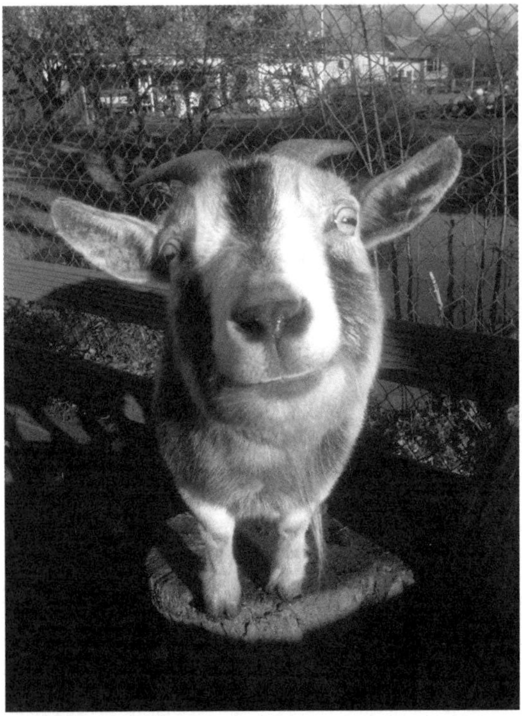

Abb. 3.34: Kunststück in Freifolge – die Ziege ist auf den Baumstamm geklettert und hat sichtlich Spaß dabei.

des Tieres abgebrochen werden. Die Einsatzzeiten sind bei mit Hilfsmitteln eingesetzten Tieren deutlich geringer anzusetzen als unter Kapitel 3.10.1 beschrieben, da die Rückzugsmöglichkeit einer freien Interaktion zum Selbstschutz fehlt. Ein ethischer Konflikt kann auch in der Frage bestehen, ob ein Besuch in Räumen, also indoor, vertretbar ist. Die TVT verneint das deutlich bei Schaf (TVT 2011, S. 3) und Ziege (TVT 2013, S. 3). „Ein gelegentlicher, befristeter Einsatz von speziell trainierten Alpakas und Lamas in Wohn- und Therapieräumen ist möglich" (TVT 2016, S. 3). Für Pferde, Ponys und Esel gibt es dazu in der Literatur keine Aussagen, jedoch scheint hier eine Analogie zu der zu den Neuweltkameliden getroffenen Aussage plausibel. Auch Pferd, Pony und Esel können durch eine behutsame Gewöhnung und Training an Einsätze in Räumlichkeiten gewöhnt werden und Spaß daran haben. Das sollte aber immer nur mit geeigneten Tieren im Rahmen der Freiwilligkeit, in kleinen Schritten sowie in Gegenwart von Artgenossen passieren.

3.10.3 Einbezug in die Betreuung/drei Demenzstufen

Hauptinteraktionen in allen drei Demenzstufen sind mit den aufgezählten größeren Tieren in der Regel das Beobachten, die Tierpflege, Spaziergänge und das Versorgen der Tiere. Jedoch gibt es hier noch weitaus mehr Möglichkeiten, wenn Ihre Klienten und die Tiere dafür offen sind.

Interventionen bei beginnender Demenz

- **Spaziergang mit Aufgaben** wie etwa: Wir holen Möhren aus der Küche, waschen diese und bringen sie den Ponys. Oder Bestandskontrolle: Wir gehen zur Weide und kontrollieren, ob noch alle Tiere da und gesund sind, genug Wasser, Heu etc. da ist.
- **Freifolge oder alternativ Aufgaben an Halfter und Strick** (ggf. mit doppelter Sicherung durch den Bezugspfleger des Tieres). Schaffen wir es, dass uns der Esel über die Stange folgt (Achtung: deutlicher Farbkontrast zum Boden, damit die Stange auch vom Klienten wahrgenommen wird)? Oder die Ziege auf den Baumstamm springt? Kommen die Schafe am Zaun entlang ein Stück mit?

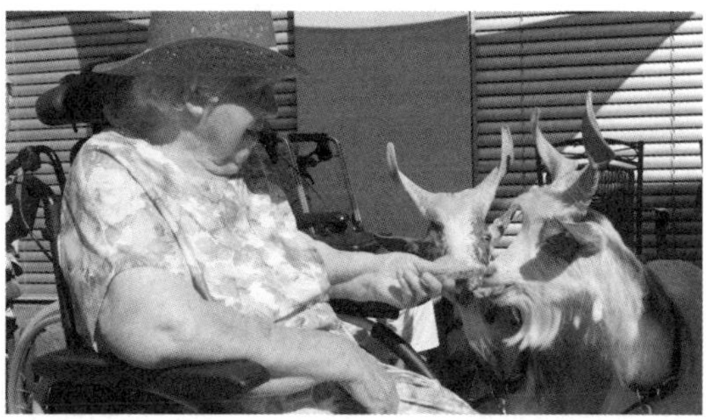

Abb. 3.35: Ein kleiner Snack zwischendurch.

Interventionen bei Demenz im zweiten Stadium

- **Leckerli selber backen** und in kleinen Mengen verfüttern lassen (s. auch Kapitel 3.3.3).
- **Zweige** zum Abknabbern von Obst- oder Laubgehölzen aussuchen und schneiden lassen (wenn noch möglich), alternativ Gemüse zum Verfüttern schnippeln lassen (Verträglichkeit beachten).

- **Stallchef** – Fühlen sich die Tiere wohl? Kann man etwas verbessern? Aufgrund der Biografie können sich hier viele Klienten noch aktiv einbringen. Setzen Sie realisierbare Ideen gemeinsam um!

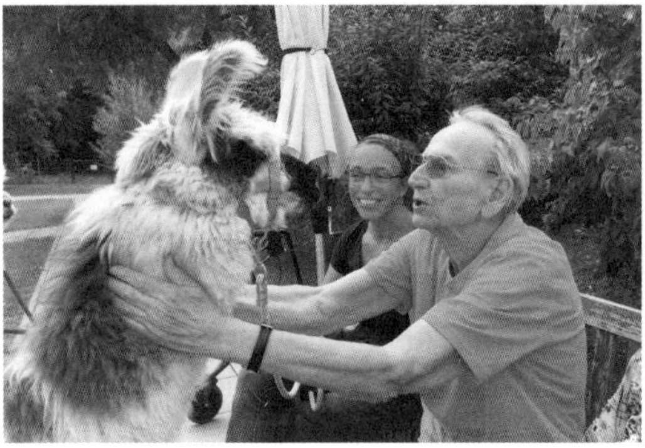

Abb. 3.36: Begegnung mit Lamahengst Fontano d'Oro auf Augenhöhe.

Interventionen bei fortgeschrittener Demenz

Das Fell zu spüren, zu riechen, das Klappern der Hufe oder genüssliches Schnauben verbal begleitet durch die Pflegekraft erlebbar machen. Hinzu kommt die Beobachtung der imposanten, aber immer auch beruhigenden Tiere.

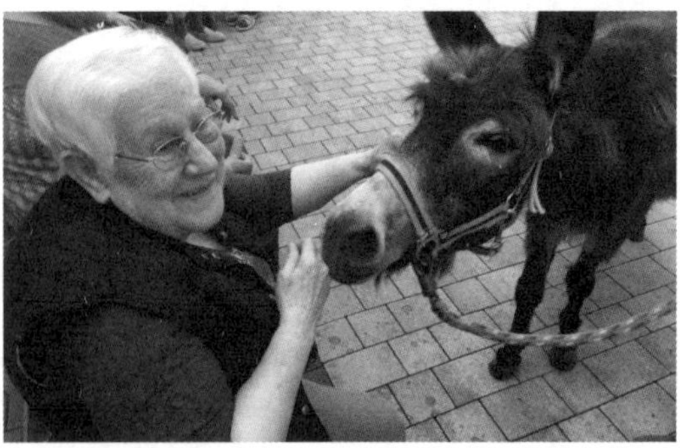

Abb. 3.37: Wer bist Du? Riechen, schnauben, vielleicht ein Lecken. Dazu der Eselduft und streicheln – Aktivierung für alle Sinne.

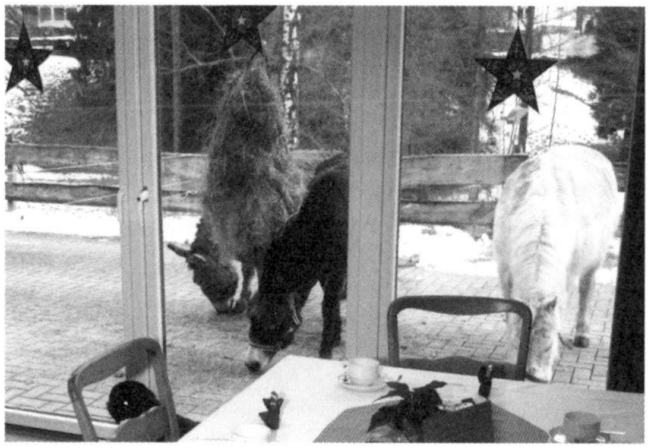

Abb. 3.38: Innen der festlich geschmückte Weihnachtstisch, draußen die Esel und ein Pony, welche genüsslich die für sie geschnippelten Möhren fressen.

Hilfreiche Links, Downloads oder Literatur

buendnis-mensch-und-tier.de/bibliothek/tierhaltung-1/ Sehr empfehlenswerte Homepage der Stiftung Bündnis Mensch & Tier mit Kostenplänen sowie Empfehlungen zur Tierhaltung und dem Einsatz fast aller in diesem Buch vorgestellten Arten.

Otterstedt C. (2018): PFERDE (Bunte Reihe/ 8) Wissenswertes zu Pferde & Kreative Ideen rund um die Mensch-Pferd-Beziehung.

Otterstedt C. (2017): Schafe (Bunte Reihe/ 10): Wissenswertes zu Schafen & Kreative Ideen rund um die Mensch-Schaf-Beziehung.

Weitere Hefte der Bunten Reihe von Otterstedt zu anderen Arten sollen folgen.

Czarnecki, S. (2016): Ehrlich motiviert!: Positives Training mit Pferden.

3.10.4 Aus der Praxis: Das Projekt „Hoppe, hoppe Reiter"
von Svenja Becker

Das Projekt „Hoppe, hoppe Reiter" besteht aus regelmäßigen Besuchen des nahegelegenen Bauernhofes (im Sommer immer alle zwei Wochen). Teilnehmer sind Menschen mit Demenz, die in den Mittelpunkt rücken und denen mit Hilfe der Tierinteraktionen vermittelt wird, ein wertvoller Mensch zu sein. Denn Tiere urteilen, bewerten und kritisieren nicht und akzeptieren jeden Menschen bedingungslos.

Bei den Besuchen werden die Bewohner des Seniorenhauses von jungen Ehrenamtlichen zum Schmittchenhof begleitet (immer sechs Ehrenamtliche, die sechs Bewohner im Rollstuhl begleiten). Dort werden die Bewohner von Coco, Diddl (Ponys), Henry (Esel) und Co. schon erwartet. Die Hände wandern zärtlich durch das Fell der Ponys, Apfel- und Möhrenstückchen werden den Eseln vorsichtig gereicht sowie die Mähnen sanft gebürstet, sodass die Zeit wie im Flug vergeht. Ferner wird in den Pausen im Beisein der Tiere gesungen, Stockbrot gemacht und Wissen über die Fellpflege ausgetauscht.

Bei der Versorgung der Tiere erfährt man sich als kompetent, Ressourcen werden aktiviert und man ist mit einer sinnvollen Aufgabe betraut. Das Liebkosen lässt die Bewohner Geborgenheit und das Gefühl des Angenommenseins unabhängig von Verhalten oder kognitiver Leistungsfähigkeit erfahren.

Neben der Förderung kognitiver und motorischer Fähigkeiten wird auch die Persönlichkeit des Bewohners gestärkt. Durch das Schwelgen in Erinnerungen werden schöne Momente vergangener Tage aktiviert, was einer Zeitreise gleicht. Weitere Pluspunkte des Projekts sind:

- intergenerationeller Austausch (jung und alt);
- ausgebildete Tiere und Mitarbeiter (zwei Pädagoginnen mit ISAAT-zertifizierter Weiterbildung begleiten die Besuche);
- Bewohner verlassen ihre Umgebung (öffentliche Teilhabe) und sind in der Natur;
- sinnvolle Tagesstrukturierung und Ressourcenaktivierung.

Damit noch mehr Bewohner den Kontakt zu den Tieren erfahren, begleiten die ehrenamtlichen Mitarbeiter ein bis zweimal im Jahr die Tiere und suchen das Seniorenhaus auf. Dort versammeln sich nahezu alle Bewohner, um für das leibliche Wohl der Tiere zu sorgen.

Neben den Bauernhofbesuchen setzt das Seniorenhaus Moosheide auf weitere TGI: Die Begegnung auf der nonverbalen Ebene, das Vermitteln von Nähe sowie das vorurteilsfreie Aufsuchen macht sich Sally zunutze und ist daher ein tierischer Türöffner zu einer anderen Welt.

Sally ist ein Collie-Mischling und hat mit ihrem Frauchen (ehrenamtliche Mitarbeiterin!) die Ausbildung zum Besuchshunde-Begleitteam absolviert. Darüber hinaus findet im Haus einmal in der Woche Tai-Chi statt. Das Besondere ist, dass die durchführende Person die Sitzungen jedes Mal mit vier Therapiebegleithunden gestaltet. Auf Basis dieser Kooperation führen wir das Gütesiegel „bewegende Altenhilfeeinrichtung".

Kontaktdaten für Vernetzung und Austausch zum Thema:

- **Faluna Therapie-und Begegnungshof Grubo**
  Gruboer Hauptstr. 2, 14827 Wiesenburg / OT Grubo
  Homepage: heilendepferde.jimdo.com
  Mail: susannjunge@aol.com
  Achtsame Begegnungen zwischen Menschen und Tieren, TGI, Coaching, Selbsterfahrung und Führungstraining mit Pferden, Katzen und Hunden, angeleitet durch eine Fachkraft mit ESAAT-Weiterbildung.

- **Lama Zentrum Berlin-Brandenburg GmbH**
  Dorfplatz 7, 14532 Stahnsdorf
  lamazentrum-bb.de
  Institut für Therapie und TGI mit Lamas und Alpakas, Weiterbildung zur Fachkraft für TGI, Seminare und Lamawanderungen, Erlebnispädagogik, Teamcoaching und Selbsterfahrung, angeleitet durch eine Fachkraft mit ISAAT Weiterbildung.

- **Inmitten – Inklusion mit Tieren e.V.**
  Homepage: inmitten-ev.de
  Mail: info@inmitten-ev.de
  Begegnungen mit unterschiedlichen Tierarten unter Anleitung einer Fachkraft mit ISAAT-Weiterbildung auf einem privaten kleinen Hof mit Eseln, Schweinen,
  Pferden, Ziegen, Kaninchen und noch viel mehr.

- DRK Nordrhein gGmbH (**Projekt Hoppe, hoppe Reiter**)
  DRK-Seniorenhaus Moosheide
  Küferstraße 1, 47877 Willich
  Mail: seniorenzentrum-moosheide@drk-nordrhein.de
  s.becker@drk-nordrhein.de
  Homepage: drk-seniorenzentrum-moosheide.de
  Kontaktdaten von Sonja Schmitt – kooperierender Hof des Projektes „Hoppe, hoppe Reiter“:
  Zentrum für tiergestützte Pädagogik und Therapie
  Moosheide 128, 47877 Willich
  Mail: schmitt@team-therapie.de
  Homepage: team-therapie.de
  (Arbeit mit Hund, Katze, Pferd, Esel, Ziege, Schwein)

- **Seniorenresidenz Lindenhof GmbH**
  Hildesheimer Str. 2d, 31275 Lehrte
  Mail: info@lindenhof-seniorenresidenz.de
  Homepage: lindenhof-seniorenresidenz.de
  Tier als „Mitbewohner", Normalität wie im früheren Alltag, Versorgung, Pflege, Betreuung und vielfältige Begegnungen. Einsatz von Hund, Ziervogel, Alpaka, Ziege, Huhn und Ente.

- **Pflegezentrum Haus Monika** mit Haus Seniorenwohnen im Park – ein Zuhause für Demenzerkrankte
  St. Georgstr.14, 57392 Bad Fredeburg
  Mail: info@pflegezentrum-haus-monika.de
  Homepage: pflegezentrum-haus-monika.de
  seniorenwohnen-im-park.de
  Der kleine Bauernhof des Hauses lädt die Senioren ein, Ziegen, Pferde, Ponys, Esel und Alpakas zu besuchen. Direkt vor dem Haus liegt die Ziegenwiese mit sechs Ziegen und dem Ziegenstall. Zwischen Haus und Ziegenwiese befindet sich die sonnige Terrasse mit Korbmöbeln und Sonnenschirmen. Die Senioren lieben es, hier zu sitzen und die lustigen Ziegen zu beobachten, sie zu füttern und zu streicheln. Ein Rundweg um das Haus führt zu dem unmittelbar neben dem Haus befindlichen Pferdestall mit Paddock und angrenzender großer Wiese. Zudem wird mit Katze, Hund und Wellensittichen gearbeitet.

- Das **Netzwerk Begegnungshöfe** bietet eine Liste qualifizierter Höfe zur TGI: buendnis-mensch-und-tier.de/begegnungsh%C3%B6fe/

4 Artübergreifende Ideen für die Betreuung

In diesem Kapitel geht es um Ideen mit, aber auch ohne (aktives) Tier. Sie sollen angeregt werden, auch Ideen zu entwickeln, in denen Sie zwar einen Tierbezug herstellen, aber ein nur in engen Grenzen einsetzbares Tier nicht immer aktiv anwesend sein muss.

Wichtig bei den vorgestellten Ideen mit aktiven Tieren: bitte keine Instrumentalisierung! Die Idee muss zu Ihrem Tier und seinen Talenten passen, und es sollte Spaß an der Aufgabe haben. Bitte nicht zu viele Wiederholungen aller im Buch angesprochenen Ideen (etwa fünf bis zehn Durchläufe). Nach der Aktivität immer eine Reflektion der Intervention.

TGI stellt keine Dauerbespaßung des Menschen durch Tiere dar. Auch ruhige und schlafende oder dösende Tiere sind eine oft unterschätzte Ressource. Nein, es ist nicht einfach nur Schlafen, wenn sich ein Tier trotz anwesender Menschen entspannt hinlegt, döst, vielleicht sogar einschläft. Es ist ein Vertrauensbeweis, vermittelt Sicherheit und trägt damit aktiv zu Wohlbefinden und Entspannung bei:

> „Für unser archaisches Absicherungssystem macht es absolut Sinn, Wesen mit sehr viel besseren Sinnesorganen in puncto Sicherheit zu vertrauen. Zeigt also ein Hund oder ein anderes Tier, dass man an diesem Ort fressen, spielen oder schlafen kann, merken wir zwar nicht bewusst, wie wohl uns das tut, aber dann schalten wir um, dann können wir uns entspannen, und nun können wir uns konzentrieren, können wir Bindungen eingehen oder neue Wege beschreiten" (Drees 2010, S. 26).

In dem Sinne sollten die hier vorgestellten Ideen nur einen eher kleinen Anteil in der TGI haben; es ist sinnvoll, der freien Interaktion mit dem Tier einen größeren Raum zu geben (als es heute oft der Fall ist). Aber auch Aktivitäten rund um die Versorgung der Tiere sind sinnvoll.

„Gerade Personen, welche häufig die Empfänger von sozialer Unterstützung und Fürsorge sind (z.B. Pflegebedürftige, […]), übernehmen manchmal lieber die Rolle des Versorgers. Die Erfahrung von Selbstwirksamkeit und davon, etwas Gutes für ein anderes Lebewesen tun zu können, unterstützt die positiven Effekte der TGI" (Beetz et al. 2018, S. 35).

Auch hierzu haben Sie in diesem Buch bereits Anregungen bekommen.

4.1 (Foto-)Bücher und Postkarten

Bücher und Postkarten eignen sich wunderbar zur Biografiearbeit und als Erzählanlass. Sie bieten auch ohne anwesendes oder aktives Tier einen schönen Bezug zu diesem.

Man braucht:

- **Postkarten** von Tieren oder Ihrer Tierart; schön ist es, wenn diese auch etwas auf alt getrimmt sind, um im Rahmen der Biografiearbeit an die Postkarten von früher zu erinnern.
- **Bücher** mit vielen Bildern zu Tieren oder einer Tierart. Vielleicht haben Sie ja Glück und finden auf dem Flohmarkt eine alte Buchausgabe von Hund, Katze, Pferd oder Co.
- Ein **Fotobuch**, welches Sie selbst gestalten. Neben Fotos können Sie hier auch aktive Elemente wie etwas Fell des Tieres, Heu, Prüfungszertifikate in Kopie (wenn vorhanden) oder Plaketten mit einkleben oder in kleine Taschen verpacken. Hier können die Klienten aktiv fühlen und erkunden.

Aktivitäten für Klienten mit beginnender Demenz:

- **Vorlesen lassen** kleiner Passagen.
- Fertigen Sie von Ihrem Tier (mit dem Klienten) eine **Postkarte** (z.B. zu Weihnachten) an, welche die Klienten dann mit einem kurzen Text beschreiben und verschicken können.
- Legen Sie zusammen ein **Fotobuch** von Ihrem Tier an. Wenn noch möglich, lassen Sie die Klienten auch die Fotos dafür selber machen.

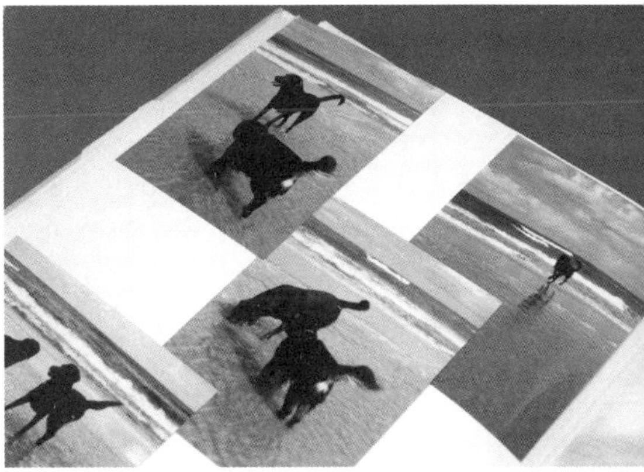

Abb. 4.1: Ein selbstgestaltetes Fotobuch, hier mit Fotos der Besuchshunde im Urlaub. Neben den Hunden könnte man hier das Gespräch auch auf das Meer lenken.

Aktivitäten für Klienten mit Demenz im zweiten Stadium:

- Legen Sie das Buch oder die Postkarten bereit und regen Sie zum **Anschauen** an. Begleiten Sie das mit Fragen, wenn sie biografisches Hintergrundwissen haben: „Ach schauen Sie: ein Schäferhund! Hatten Sie früher nicht auch einen?"/„Schauen Sie, die Pferde! Hatten Sie für Ihre auch eine Wiese?"
- Regen Sie aktiv **Gespräche** an und begleiten Sie diese. So können Sie in eine gute Kommunikation kommen.
- Haben Sie ein **Fotobuch** von Ihrem Tier, begleiten Sie das Anschauen verbal und stellen auch hier gezielt Fragen zur eigenen Tierhaltung des Klienten. Nehmen Sie sich Zeit für das Anschauen, es kann dauern, bis eine Antwort kommt. Beenden Sie die Aktivität, wenn Sie merken, dass der Klient sich nicht mehr auf die Bilder konzentrieren kann.

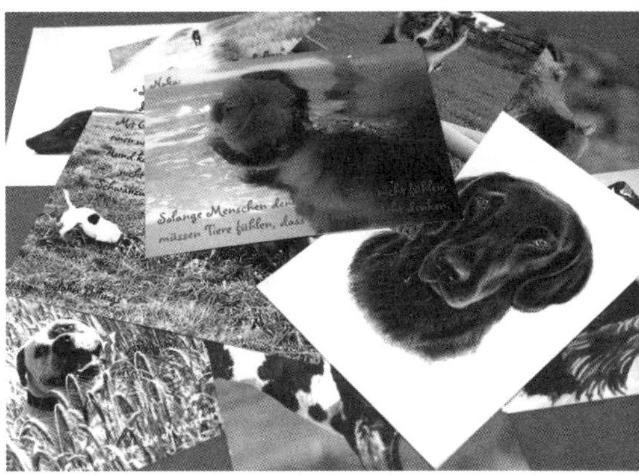

Abb. 4.2: Eine Auswahl an Postkarten als Gesprächsanlass (testen Sie, mit wie vielen Postkarten Ihr Klient noch umgehen kann, irgendwann wird es nur noch eine sein, welche auf dem Tisch liegt).

Aktivitäten für Klienten mit fortgeschrittener Demenz:

- **Anschauen der Fotos.** Achten Sie darauf, dass die Konzentration wirklich auf den Fotos ist, deren Größe und Kontraste ausreichend sind und das Bild in einer guten Position ist. Wahrscheinlich müssen Sie das Buch (am Anfang) halten. Das ist auch eine schöne Interaktion für das Bett. Begleiten Sie verbal jedes Foto, beschreiben Sie langsam in kurzen Sätzen. Setzen Sie biografische Bezüge, indem Sie mit dem Zeigefinger einen Fokus setzen: „Ein Schäferhund! Wie Ihre Susi!" / „Ein Pferd! Sie hatten viel Spaß mit Ihren Pferden!"

TIPP

Im Download 14 finden Sie Fotos von verschiedenen Tieren (Ziege, Schwein, Esel, Kaninchen, Katze, Pony und Hund) zur Nutzung für Ihre Aktivitäten. Es gibt immer ein Ganzkörperfoto in bunt und schwarz-weiß sowie Ausschnitte einzelner Körperteile, welche dem Tier zugeordnet werden können (dafür sollte das Ganzkörperbild auf dem Tisch vor dem Klienten liegen, Zuordnung ist nicht im letzten Stadium geeignet).

4.2 Sprichworte und Einstecktaschenwürfel

Sprichworte sind ein wunderbarer Zugang in eine Kommunikation mit an Demenz erkrankten Personen und fördern zugleich das Gedächtnis. Diese kann man in einem Würfel sehr schön durch ein Tier bestimmen lassen, welches gelernt hat, zu würfeln, oder aber durch die Klienten, welche würfeln und damit im Oberkörper aktiviert werden.

Man braucht:

- **Sprichwortkarten**, entweder die im Fachhandel angebotenen Versionen oder selbst gemachte
- **Einstecktaschenwürfel**

Aktivitäten für Klienten mit beginnender Demenz:

- Wenn Sie ein Tier haben, das gerne würfelt, stecken Sie **Sprichwortkarten**, welche ergänzt werden sollen (auf denen also nicht das ganze Sprichwort steht) in den Würfel, und das Tier würfelt, welches Sprichwort ergänzt werden soll. Das Tier würfelt auf der Erde, Sie bringen den Würfel oder die Karte zum Klienten und dieser liest dann (wenn möglich) das angefangene Sprichwort vor und ergänzt es. Lassen Sie das Tier maximal fünf- bis höchstens zehnmal würfeln, es soll nicht instrumentalisiert werden und den Spaß an dieser Übung behalten.
- Idee ohne aktives Tier: Fragen Sie in die Runde, welche **Sprichwörter mit Tieren** die Klienten kennen. Es sind garantiert viele! Sie können auch über ein Foto (z.B. Download 14 – Tierfotos) vorgeben, zu welchem Tier Sprichwörter gefunden werden sollen.

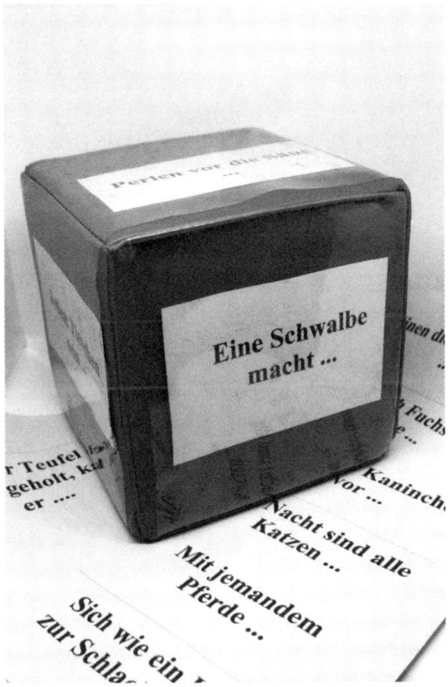

Abb. 4.3: Ein Einstecktaschenwürfel mit den Sprichworten, welche Sie auch im Downloadbereich finden.

Aktivitäten für Klienten mit Demenz im zweiten Stadium:

- Siehe oben erste Variante, nur ohne Vorlesen, das wird oft nicht mehr gehen.
- **Erfragen Sie Sprichwörter** (ohne Tierbezug). Wenn ein Sprichwort mit Tier genannt wird, stellen Sie den Bezug zum eingesetzten Tier her: „Schön, ein Sprichwort mit Katzen! Unser Anton ist auch eine Katze!"

Aktivitäten für Klienten mit fortgeschrittener Demenz:

- Sie sprechen sehr bekannte Sprichwörter langsam vor, kommt eine Reaktion des Klienten, warten Sie ab, ob dieser das Sprichwort alleine beenden kann.

TIPP

Unter Download 15 ist eine Übersicht mit tierischen Sprichwörtern für Sie zur Nutzung zusammengestellt. Dabei ist der Anfang des Sprichwortes immer Schwarz geschrieben, und der Teil, welcher vom Klienten ergänzt werden soll, in hellgrau – so dass Sie ihn noch erkennen, die Klienten aber in der Regel nicht mehr.

4.3 Schiebetasche

Ein besonderes taktiles Erlebnis in Verbindung mit Konzentration und Gedächtnisarbeit ist die Schiebetasche.

Man braucht:

- **Foto**s (z. B. aus Download 14) auf stabiler Unterlage oder laminiert.
- **Klarsichthülle** und breites Klebeband zum Verschließen oder eine wasserdichte Tablet-Hülle.
- **Füllmaterial** wie etwa Vogelsand, Linsen, Heu etc.

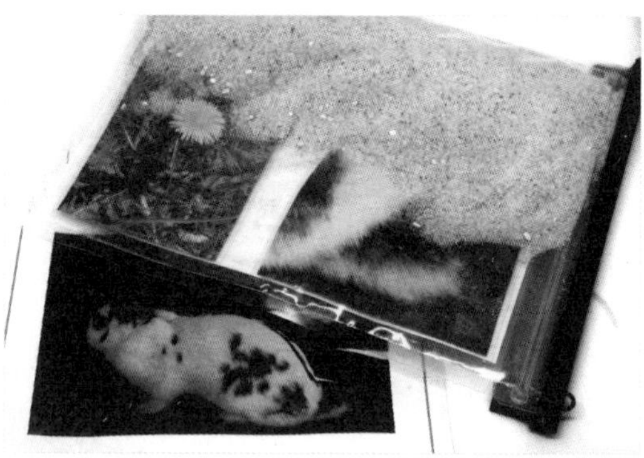

Abb. 4.4: Eine Schiebetasche für das erste und zweite Stadium der Demenz einsetzbar: draußen das Bild eines Kaninchens, welches der Klient vor sich auf dem Tisch hat. In der Tasche (wasserdichte Tablet--Hülle) findet er Körperteile oder Futter von diesem Kaninchen. Was findet er alles? Fotos aus Download 14.

Aktivitäten für Klienten mit beginnender Demenz:

- **Basteln** Sie die Schiebtasche mit Hilfe Ihrer Klienten. Legen Sie die Materialien bereit und lassen Sie die Klienten Ideen entwickeln, was man daraus vielleicht machen könnte. Mit Ihrer Hilfe werden sie auf das richtige Ergebnis kommen – Schritt für Schritt. Zuerst muss das fertige Bild in die Hülle. Dann wird diese befüllt. Schön wäre es, wenn Sie dafür eine kleine Auswahl an Füllmaterialien zur Verfügung stellen könnten und der Klient die Füllung erst testen und dann aussuchen kann, was er nehmen möchte. Nach dem Befüllen muss alles noch auslaufsicher verschlossen werden. Danach ist es einfach ein schönes taktiles Erlebnis, die Füllmasse von einer Seite auf die andere zu schieben.

Aktivitäten für Klienten mit Demenz im zweiten Stadium:

- Die Klienten bekommen die Tasche und sollen durch **Verschieben der Füllung** herausfinden, welches Tier sich dahinter verbirgt. Haben Sie mehrere Taschen, könnte die Aufgabenstellung bei einem anwesenden Tier lauten, die Tasche mit dem anwesenden Tier zu finden.

Aktivitäten für Klienten mit fortgeschrittener Demenz:

- Nur bedingt geeignet, ohne Aufgabe. Einfach in die Hand geben und, wenn notwendig, zeigen, dass man durch das Hin- und Her-Bewegen ein Bild sieht. Hier geht es aber schwerpunktmäßig um die taktile Förderung – das Gewicht der Füllung und die Bewegung derselben.

TIPP

Die Idee stammt aus dem Buch „Hunde in Kita und Vorschule“ (Kahlisch Markgraf/Grünig 2018, S. 144 f.). Auch wenn das Buch für eine ganz andere Zielgruppe geschrieben ist, finden Sie unter den 61 Ideen sicherlich auch welche, die Sie auf Ihre Zielgruppe anpassen könnten.

4.4 Suchkiste und -teppich

Suchkiste und Suchteppich sind schöne Interaktionen, welche Sie mit fast jedem Tier durchführen können. In beiden werden Leckerli oder Spielzeug vom Klienten für das Tier versteckt, welches das Tier dann suchen darf.

Man braucht:

- Für die **Suchkiste**: eine Kiste, welche der Größe des Tieres angepasst und stabil genug ist. Hinein kommt Füllmaterial, in welchem dann Leckerli oder Spielzeug versteckt werden. Füllmaterial können Stoffreste, Laub, Heu, Bällebad-Bälle und vieles mehr sein. Schauen Sie, was für Ihr Tier passt.
- Für den **Suchteppich** benötigen Sie einen löchrigen Untergrund, z. B. eine Unterlage für Waschbecken, oder aber eine Plastikeinkaufskiste für große Tiere. Zudem brauchen Sie in Streifen geschnittene Stoffe oder Waschlappen. Diese knoten Sie dann immer von einer Seite an Ihrem Untergrund fest. Am Ende haben Sie einen Suchteppich, in dem dann wieder Leckerli oder Spielzeug für das Tier versteckt werden.

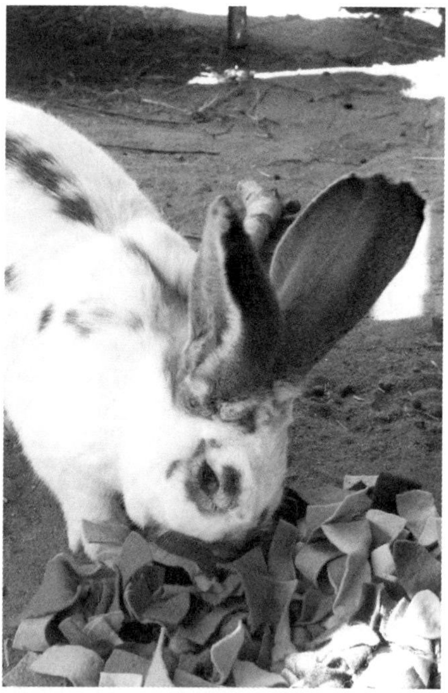

Abb. 4.5: Suchteppich (Waschbeckeneinlage mit geknoteten Filzstreifen) mit Kaninchen.

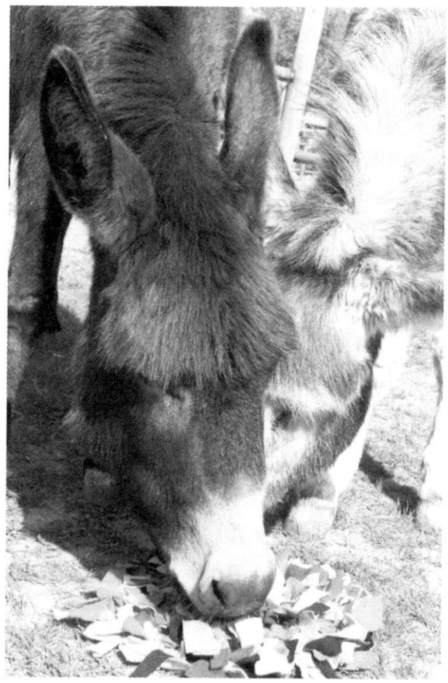

Abb. 4.6: Gleicher Suchteppich des Kaninchens mit Eseln.

Aktivitäten für Klienten mit beginnender Demenz:

- Geben Sie die Kiste oder den Suchteppich in die Hand. Wird erraten, was man heute damit mit dem Tier machen kann? Danach wird versteckt, und das Tier darf suchen.
- Einen Suchteppich können Sie auch mit den Klienten gemeinsam anfertigen oder die Suchkiste künstlerisch verzieren.

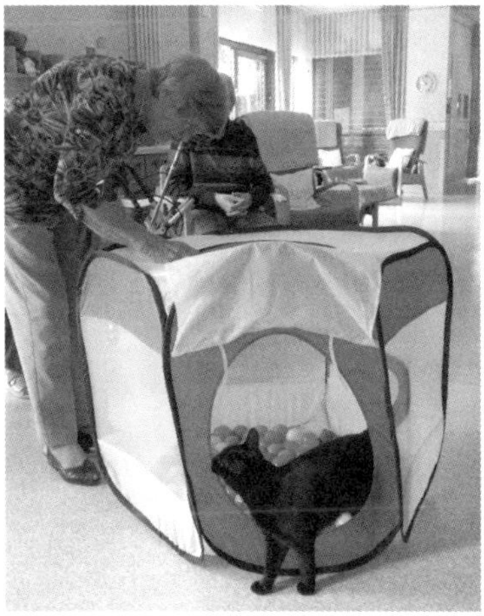

Abb. 4.7: Eine schöne Interaktion mit einer Klientin – auch das Bälle-Bad kann man zur Suchkiste umfunktionieren.

Aktivitäten für Klienten mit Demenz im zweiten Stadium:

- Sie könnten **Füllmaterial** aus der Natur selber suchen und in die Kiste geben (Laub, Eicheln, etc.).
- Geben Sie Suchkiste oder Suchteppich herum, jeder darf fühlen und das **Material erkunden**. Danach kommt der **Arbeitsauftrag**, dass das Leckerli oder Spielzeug möglichst tief darin versteckt werden soll. Probieren Sie, ob Sie dabei auch noch mit **Lagebestimmungen** wie links, Mitte, rechts, oben und unten etc. arbeiten können.

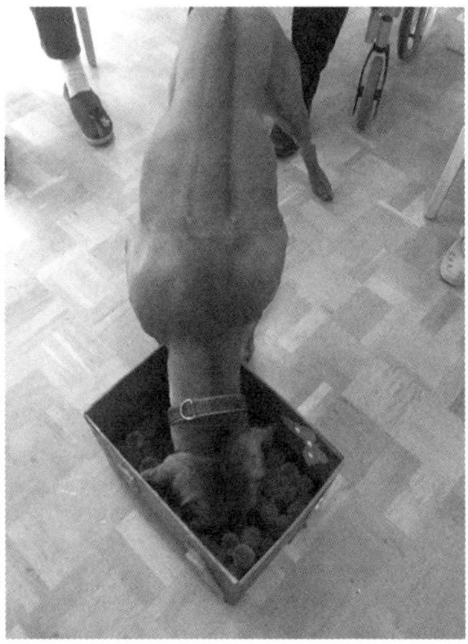

Abb. 4.8: Suchkiste klassisch: stabile Kiste, bunt gestaltet, damit die Klienten erst einmal beschreiben können, was sie sehen, und eine aus der Biografie her bekannte Füllung: Bommeln.

Aktivitäten für Klienten mit fortgeschrittener Demenz

- Leckerli oder Spielzeug in die Hand geben, Kiste oder Teppich festhalten und Arbeitsauftrag des Versteckens geben. Wenn notwendig, beim Verstecken helfen. Der Teppich ist auch für Betten geeignet.

4.5 Zubehörkoffer

Eine einfach umsetzbare Methode mit und ohne aktives Tier, denn alles was Sie hierfür benötigen, haben Sie sowieso schon. Schauen Sie einfach einmal, was sich im Alltag mit dem Tier so alles angesammelt hat. Eine Menge, oder? Was davon könnte man jetzt für eine ganzheitliche Aktivierung mit Klienten nutzen? Am besten eine Mischung aus Riechen, Hören, Sehen und Fühlen. Vielleicht können Sie auch Essen mit kombinieren.

Man braucht:

- Diverses **Zubehör Ihres Tieres**. Obst oder Gemüse könnten auch die Klienten probieren (Essen) und/oder es dem Tier füttern. Heu, Stroh oder duftendes Zubehör (Katzenminzesäckchen) regen das Riechen an. Spielzeug mit Geräuschen, der Metallnapf, gegen den man klopft, oder Karabiner, die gegeneinander schlagen, regen das Hören an.
- Einen netten **Korb** oder eine Kiste, in der alles transportiert und am Ende wieder gemeinsam eingelagert wird.

Aktivitäten für Klienten mit beginnender Demenz:

- Stellen Sie die Kiste auf den Tisch, lassen Sie die Klienten alles ausräumen, begutachten und Ideen entwickeln, was das für einen Zweck hat. Danach klären Sie dazu auf und besprechen jeden Gegenstand.
- Das Ganze könnte man auch genau andersherum angehen. Mit der Frage: „Was haben wir eigentlich alles für Mimi? Lassen Sie uns einmal überlegen und schauen ob noch alles da ist!" sollen die Klienten (mit Ihrer Unterstützung) herausfinden, was alles an Zubehör da ist, es benennen, und Sie tragen es dann auf dem Tisch zusammen.

Aktivitäten für Klienten mit Demenz im zweiten Stadium:

- Stellen Sie Ihre Kiste auf den Tisch und erzählen, dass Sie heute einmal einiges von dem mitgebracht haben, was das Tier so braucht. Dann packen Sie eines nach dem anderen aus. Nehmen Sie sich Zeit und lassen Stück für Stück zum Erkunden herumgehen. Stellen Sie dabei biografische Fragen, wenn es sich anbietet („Was hatte Ihr Hund früher für ein Halsband? Hatte Ihre Katze auch Spielzeug? Hielten Sie früher Kaninchen zum Schlachten?")

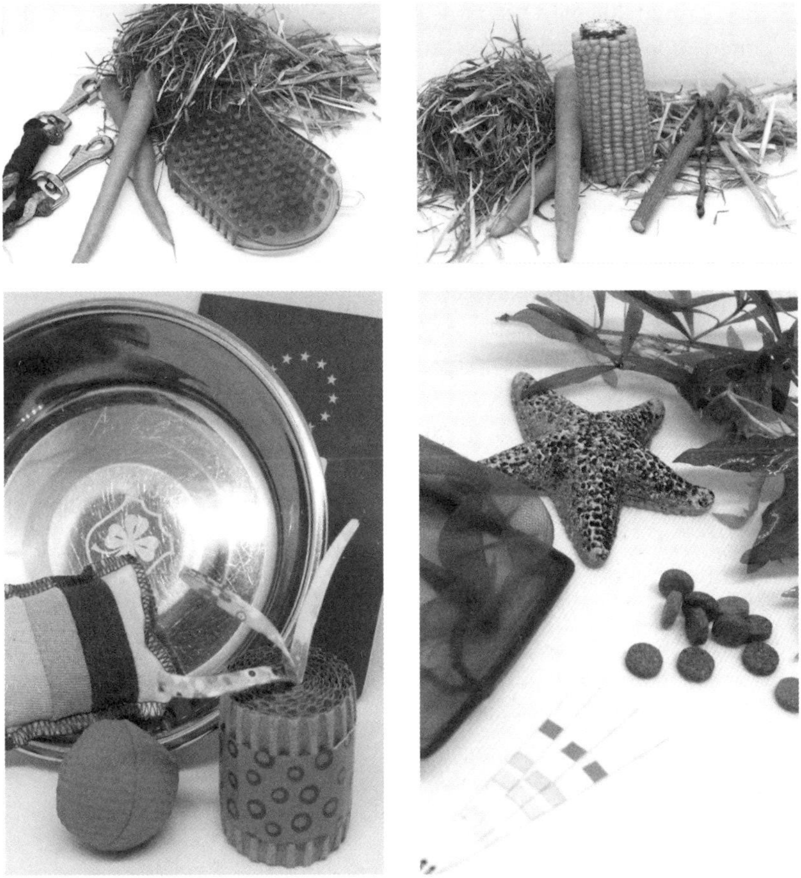

Abb. 4.9–4.12: Raten Sie einmal – Zubehör für welche Tiere ist hier abgebildet? Richtig, es handelt sich um Pferd, Nager, Katze und Fische. Ist ein Tier anwesend, kann mit dem Material natürlich auch eine Interaktion mit dem Tier begonnen werden (füttern, kämmen, spielen etc.).

Aktivitäten für Klienten mit fortgeschrittener Demenz:

- Geben Sie ein Teil in die Hand. Begleiten Sie das verbal: „Schauen Sie einmal, Frau Müller, heute habe ich Ihnen die Bürste von Eddy mitgebracht!" Regen Sie zu weiteren Aktionen an (Bürste, wenn weich, sanft über den Handrücken bürsten, dafür am besten zwei Exemplare haben, eine für das Tier, eine für den Menschen. Dinge, die stark duften, zum Riechen etc.). Lassen Sie Zeit zum Erkunden und Erfühlen, reichen Sie nicht zu viel, maximal drei Teile nacheinander. Stellen Sie biografisch auch wieder

Bezüge zum Klienten her, ohne eine Antwort zu erwarten („Sie mussten Ihren Pudel damals bestimmt auch oft kämmen. Sie waren eine sehr zuverlässige Hundehalterin. Ihr Momo hatte es sehr gut bei Ihnen!").

4.6 Kulinarische Reise für Tier und Mensch

In dieser Übung soll überwiegend der Geschmackssinn angesprochen werden, obwohl natürlich das haptische Erlebnis (fühlen) im Anfassen der Zutaten, das Sehen und – bei geruchsintensiven Lebensmitteln – auch das Riechen mit angesprochen werden können. Diese Methode eignet sich gut bei pflanzenfressenden Tieren, welche auch mit Obst und/oder Gemüse kein Problem haben. Aber auch Alles- oder Fleischfresser können hieran durchaus Interesse haben, insofern sie ab und zu etwas Obst oder Gemüse nicht verschmähen.

Man braucht:

- Eine Auswahl an Obst und/oder Gemüse, welche sowohl für das Tier als auch für den Klienten unbedenklich sind.
- Schneidebrett und Schneidemesser bei Klienten, welche noch selber die Zutaten schnippeln können.
- Teller für das geschnittene Obst und/oder Gemüse.

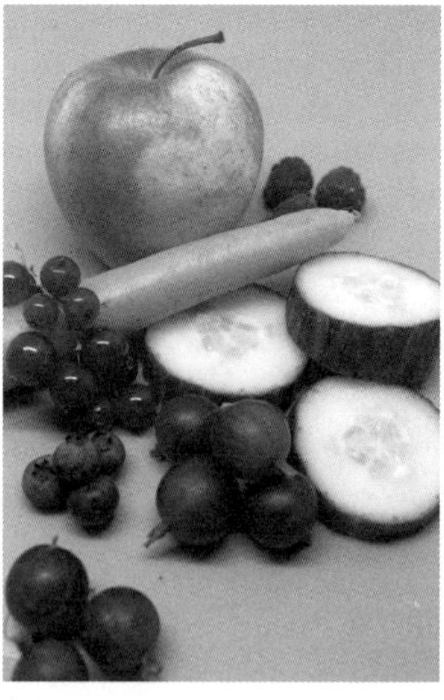

Abb. 4.13: Eine Auswahl von typischem Obst und Gemüse, welches man in Deutschland im Sommer ernten kann und welches sowohl für Mensch als auch Tier geeignet ist.

Aktivitäten für Klienten mit beginnender Demenz:

- Bringen Sie eine Auswahl an Obst und/oder Gemüse mit. Legen Sie alles auf den Tisch. Die Klienten dürfen sich drei Zutaten auswählen, wovon sie meinen, dass das Tier diese fressen wird. Danach werden diese gewaschen, geschält und in Stücke geschnitten. Jeder Klient bekommt jeweils ein Stück von jedem Obst/Gemüse auf seinen Teller. Was mag der Klient davon am liebsten? Nacheinander darf gegessen werden. Wie schmeckt es? Süß oder sauer, mehlig oder wässrig? Wird es dem Tier schmecken? Wenn die Menschen fertig sind, wird dem Tier die gleiche Auswahl in einem Futternapf, auf dem Boden etc. angerichtet. Was mag es am liebsten? Das können Sie auch vorher tippen lassen – lagen die Klienten richtig?

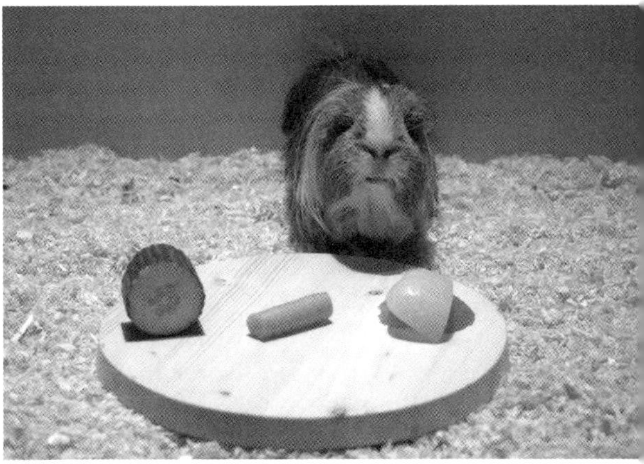

Abb. 4.14: Elfi ist noch etwas überfordert mit der Auswahl.

Aktivitäten für Klienten mit Demenz im zweiten Stadium:

- Bringen Sie drei verschiedene Sorten Obst und/oder Gemüse mit. Legen Sie alles auf den Tisch. Die Klienten dürfen erst einmal alles erkunden und anfassen sowie benennen, was sie da in der Hand halten. Danach wird das Obst/Gemüse gewaschen, geschält und in Stücke geschnitten. Jeder Klient bekommt dann nacheinander je ein Stück von dem Obst/Gemüse auf seinen Teller. Wie schmeckt es? Süß oder sauer, mehlig oder wässrig? Wird es dem Tier schmecken? Wenn die Menschen fertig sind, wird dem Tier die gleiche Auswahl (aber alles auf einmal, nicht nacheinander) in einem Futternapf, auf dem Boden etc. angerichtet. Was mag es am liebsten?
- Haben Sie einen Garten, ernten Sie mit den Klienten gemeinsam die Zutaten für Ihr Experiment.

Aktivitäten für Klienten mit fortgeschrittener Demenz:

- Bringen Sie maximal zwei Dinge zur Auswahl mit, eine Sorte, von der Sie wissen, dass der Klient sie mag auf jeden Fall, eventuell noch eine zweite Sorte, die er nicht mag. Zeigen Sie dem Klienten, was Sie dabei haben. Bei zwei Sorten fangen Sie mit der nicht geliebten Sorte an. Fragen Sie, ob Sie das für den Klienten schälen sollen – schwenken Sie bei Verneinung auf die geliebte Sorte um. Schälen Sie es für den Klienten, so dass er zusehen kann, und unterstützen Sie den ganzen Prozess verbal. Danach darf der Klient kosten. Fragen Sie dann, ob er einmal testen möchte, ob das Tier es genauso mag wie der Klient.

4.7 WC-Papierrollenspaß

Abgerollte WC-Papierrollen fallen immer an und bieten viele Varianten des Einsatzes. Daher ist dieser Abschnitt etwas anders aufgebaut als die anderen neun und beschreibt die verschiedenen Ideen, anstatt eine Aufteilung in die Demenzstadien vorzunehmen. Die Ideen sind für Klienten mit beginnender und mittelgradiger Demenz geeignet. Das Material in die Hand geben und erkunden lassen, klappt in jedem Stadium. Im Anfangsstadium lassen Sie die Klienten Ideen entwickeln, was man damit machen könnte. Entscheiden Sie auch gemeinsam, womit man die Rolle befüllen könnte. Im fortgeschrittenen Stadium geht es dann eher um das Beobachten dessen, was Sie vor dem Klienten – verbal begleitet – vorbereiten. Der Klient kann das Ergebnis dann, wenn noch möglich, selber dem Tier geben.

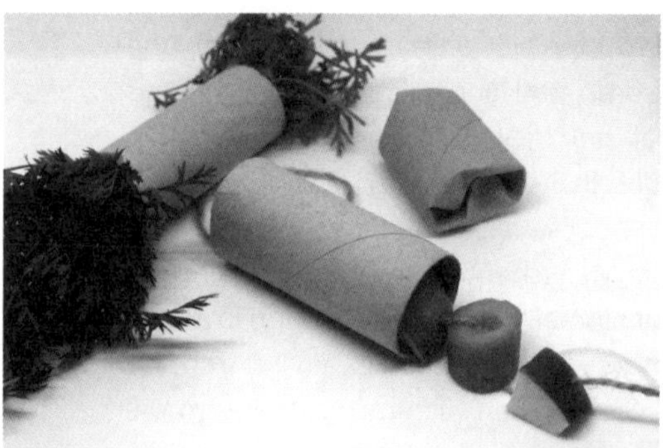

Abb. 4.15: Leckerlirolle, Leckerlitresor und Röhrenschieber für Nager bestückt.

Man braucht:

- leere WC-Papierrollen
- Leckerli oder Obst oder Gemüse
- eventuell eine Schnur
- Alternativ kann man auch die Papprollen vom Küchenpapier nutzen, das erhöht den Schwierigkeitsgrad für das Tier, ist für den Klienten wiederum oft etwas leichter in der Handhabung.

Leckerlitresor:

- Es wird ein Leckerli (steht für klassische Leckerli oder Obst oder Gemüse) in die Rolle gepackt und dann von einer oder beiden Seiten zugedrückt. Dann bekommt es das Tier und darf sich sein Leckerli erarbeiten. Nicht geeignet für größere Tiere. Ob eine oder zwei Seiten zugedrückt werden, hängt von den Fähigkeiten Ihres Tieres ab.

Leckerlirolle:

- Ähnlich dem Leckerlitresor, nur werden die Enden nicht zugedrückt. Das wäre auch der erste Trainingsschritt für das Tier, bevor die Rolle später zugedrückt wird.

Röhrenschieber:

- Meint, dass die Rolle auf ein Band gefädelt wird, dazu noch Leckerli mit Loch drauf, die Rolle darüber, und das Tier muss die Rolle beiseite schieben, um an das Leckerli zu kommen. Neben der Vorbereitung können die Klienten auch das Festhalten des Bandes übernehmen.

Abb. 4.16: Elfi und Hannes auf der Jagd nach dem versteckten Apfelstückchen im Röhrenschieber.

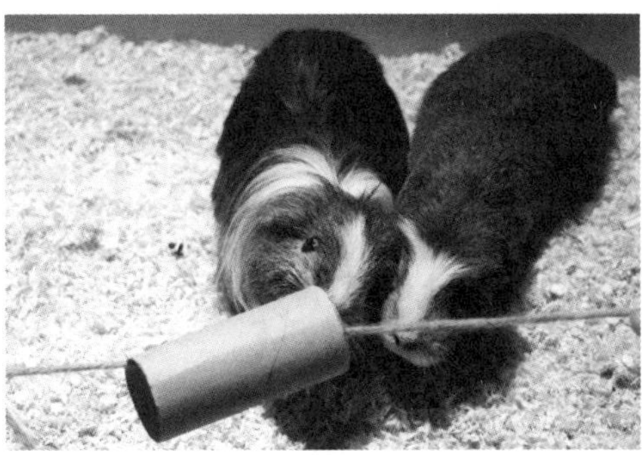

Sprichwort- oder Bildtransportmittel:

- Diese ähneln den bereits unter Kapitel 4.1 und 4.2 geschilderten Ideen. Nur kommen die Bilder oder Sprichworte in die Röhre und werden vom Tier, welches das Anstupsen gelernt hat, über ein Anstupsen ausgewählt (von Hunden auch apportiert). Sie bringen die Röhre dann zum Klienten und dieser holt den Zettel aus der Röhre und beschreibt das Bild oder vervollständigt das Sprichwort.

Füllmaterial für die Suchkiste:

- Papierrollen als Füllung der unter Kapitel 4.4 beschriebenen Idee.

Hütchenspiel:
- Eine Möglichkeit für kleine Tiere, um Hütchen zu gestalten (s. Kapitel 4.8).

Leckerlirutsche:
- Bei Küchenpapierrollen kann der Klient auch ein Leckerli für das Tier hindurchrollen (bei großen Tieren eignen sich dafür auch die Papprollen von Geschenkpapier).

Diese Aufzählung ist nicht abschließend, sicherlich kommen Sie noch auf viele weitere Ideen, seien Sie kreativ. Dieses Material ist sehr vielfältig einsetzbar!

4.8 Hütchenspiel

Dieser Klassiker kann von fast jedem Tier erlernt werden, da es eigentlich nur um das Umschubsen von Hütchen geht.

Man braucht:

- Hütchen, je nach Größe des Tieres leere Joghurtbecher, WC-Papierrollen, Plastiktrinkbecher, Blumenübertöpfe, Markierungshütchen, Pylonen etc.
- Spielzeug oder Leckerli zum Befüllen.

Aktivitäten für Klienten mit beginnender Demenz:

- Hinstellen, erfühlen, den eigentlichen Zweck des Materials benennen lassen. Ideen entwickeln lassen, was man damit mit dem Tier machen kann. Obst oder Gemüse zum Verstecken selber schälen lassen. Orte finden lassen, wo die Hütchen versteckt werden sollen (wenn möglich durch die Klienten). Wann hat das Tier alle gefunden?

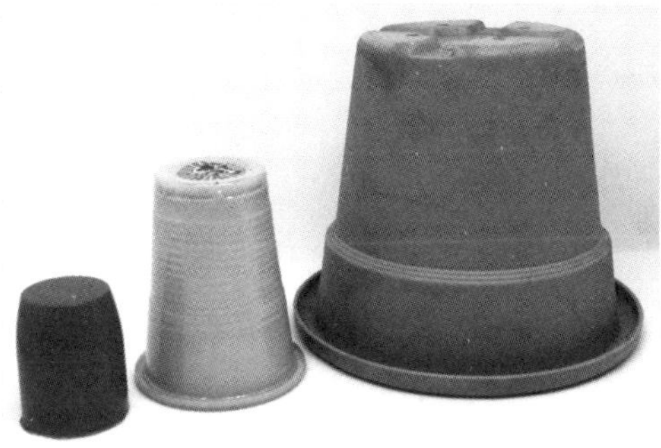

Abb. 4.17: Von klein bis groß – für jedes Tier lässt sich ein geeignetes Hütchen finden.

Aktivitäten für Klienten mit Demenz im zweiten Stadium:

- Hinstellen, erfühlen, den eigentlichen Zweck des Materials benennen lassen. Obst oder Gemüse können die Klienten oft noch selber schälen. Dann werden maximal drei Hütchen vor das Tier gestellt. Unter welcher Farbe soll das Leckerli versteckt werden? Verstecken (lassen), dann darf das Tier suchen.

Aktivitäten für Klienten mit fortgeschrittener Demenz:

- Wenn möglich, Farbbenennung eines Hütchens, gemeinsames Verstecken, dem Tier hinstellen und suchen lassen.

TIPP

Bei beginnender und teilweise auch mittelgradiger Demenz können Sie größere Hütchen innen auch noch mit Fotos oder Sprichwortkarten um die Ideen aus Kapitel 4.1 (Postkarten) oder Kapitel 4.2 (Sprichwörter) erweitern. Befestigen lässt sich das gut über Klettklebepunkte oder Magnetfarbe und Magnete.

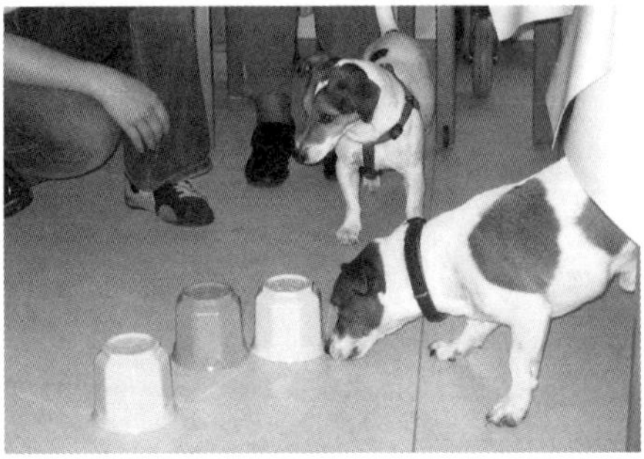

Abb. 4.18: Hunde spielen mit Blumenübertöpfen oder Plastiktrinkbechern.

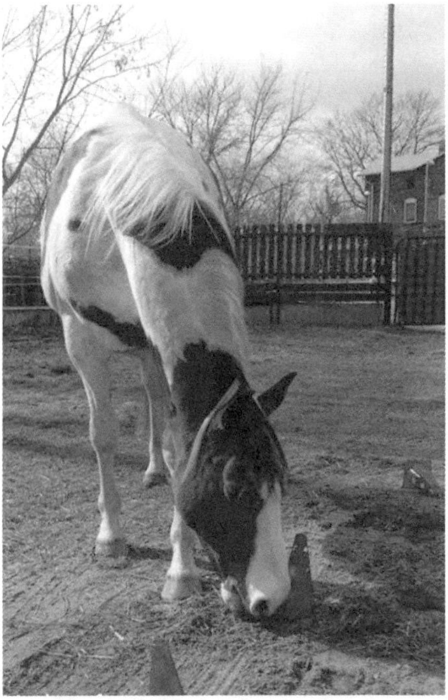

Abb. 4.19: Auch dafür offenen Pferden wie hier Hadija kann man das Hütchenspiel beibringen.

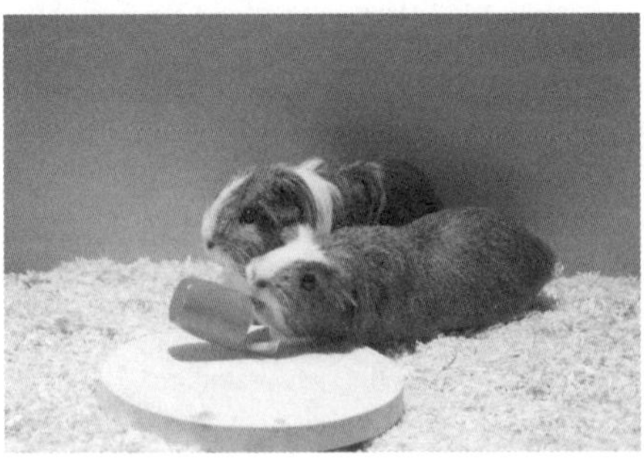

Abb. 4.20: Meerschweinchen spielen mit Joghurtbechern, Elfie ist immer sehr motiviert dabei.

4.9 Puzzles

Ein weiterer Klassiker, der gern im Rahmen der Beschäftigung mit an Demenz erkrankten Personen angeboten wird. Warum also nicht mit Bezug zur TGI?

Man braucht:

- laminiertes Foto (z. B. auch aus Download 14) oder
- mit einem Foto vom Tier bedrucktes Mousepad der einfachsten Variante (ohne Schutzschicht, so ist es gut zu zerschneiden) oder
- ein Puzzle online angefertigt, das geht aber nicht mit so wenigen Teilen, wie Sie diese ab der mittleren Demenz benötigen.

Abb. 4.21: Ein Mousepad zum Zerschneiden (Hund) und ein laminiertes Bild aus dem Downloadbereich (14) zum Puzzeln.

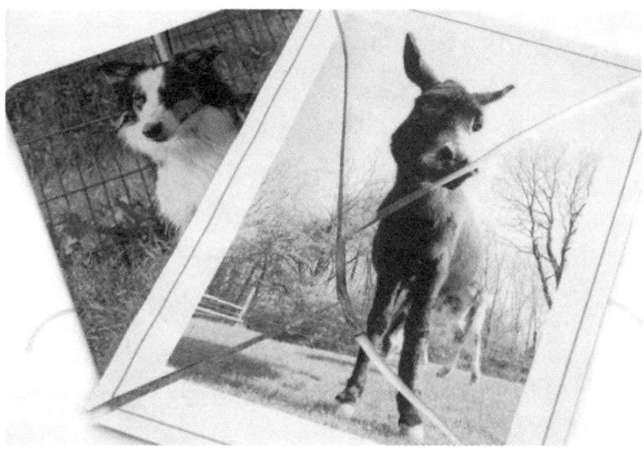

Aktivitäten für Klienten mit beginnender Demenz:

- Hier eigenen sich oft noch die professionell online erstellbaren Puzzles.
- Wählen Sie gemeinsam mit den Klienten Fotos aus, welche ein Puzzle werden sollen. Vergrößern Sie die Fotos, laminieren diese und lassen Sie dann die Klienten alles zu einem Puzzle zerschneiden.

Aktivitäten für Klienten mit Demenz im zweiten Stadium:

- Bieten Sie fertige Puzzles mit vier bis maximal acht Teilen an. Ist das abgebildete Tier anwesend, zeigen Sie zwischendurch immer wieder darauf und sagen, dass das auch beim Puzzle herauskommen soll. Alternativ können Sie auch ein Foto des Puzzles neben das Puzzle legen, damit der Klient sich daran orientieren kann.

Aktivitäten für Klienten mit fortgeschrittener Demenz:

- Bieten Sie fertige Puzzles von zwei bis maximal vier Teilen an.

4.10 Erinnerungen für ewig: Resin und Felltiere

Das Tier auch erlebbar machen, wenn es nicht da sein kann, das ist das Ziel dieser beiden Ideen. Die Ergebnisse aus Resin sind eher klein und individuell und für das Zimmer als Erinnerung an das Tier gedacht. Das Felltier ist groß und als Bild zum Aufhängen in den Gemeinschaftsbereichen gedacht. Auf beide Ergebnisse können Sie den Klienten immer wieder ansprechen und in ein Gespräch zu dieser tollen Leistung und dem Tier kommen.

Man braucht:

- Für das Gießen sogenanntes Resin, auch Epoxidharz genannt. Dazu Zubehör wie eine Waage oder einen Messbecher, Rührstab, Gefäß zum Mischen, Handschuhe, Silikongussformen (z. B. Eiswürfelformen), Fell und gegebenenfalls Deko für den Guss (keine Flüssigkeiten, nur getrocknete Pflanzen). Achten Sie auf eine gute Unterlage – Resin ist schwer wieder zu entfernen egal ob vom Tisch oder von der Kleidung. Der Handel bietet für erste Versuche auch Startersets um die 30 Euro an.
- Für das Felltier: Fell vom Tier, Klebstoff und eine Leinwand oder Ähnliches.

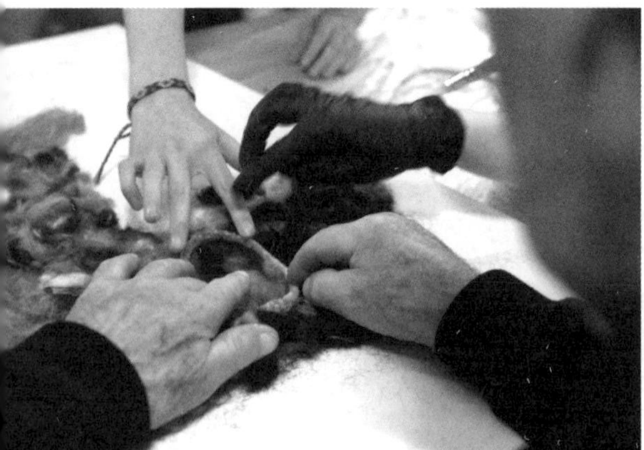

Abb. 4.22: Aus dem Fell des Besuchshundes wurden Filzkugeln gerollt und als Hund auf eine Leinwand geklebt (s. auch Kapitel 3.3.4).

Aktivitäten für Klienten mit beginnender Demenz:

- Resin: Wenn Sie eine ungiftige Resinvariante wählen (die meisten sind flüssig toxisch), können die Klienten im Rahmen ihrer Möglichkeiten beim Mischen, Gießen oder Dekorieren helfen. Ist Ihnen das zu kritisch, machen Sie alles vor den Klienten. Die Füllung kann ja mit den Klienten gemeinsam ausgesucht werden. Nach dem Trocknen (Trockenzeit etwa ein Tag, Ausnahme ist UV-Resin, welches unter UV-Licht sofort aushärtet) können die Klienten die sehr robusten Ergebnisse aus der Form lösen und sich an der Erinnerung an Ihr Tier erfreuen.
- Felltier: Hier kann noch aktiv das Fell zu Kugeln gerollt und auf den Umriss aufgeklebt werden.

Aktivitäten für Klienten mit Demenz im zweiten Stadium:

- Resin: Hier können die Klienten maximal noch das Erinnerungsstück aus der Form lösen. Achten Sie darauf, dass das Stück groß genug ist, um nicht mit Nahrung verwechselt zu werden.
- Felltier: Auch hier ist noch Rollen und Kleben möglich, gegebenenfalls müssen Sie es anleiten und unterstützend helfen.

Aktivitäten für Klienten mit fortgeschrittener Demenz:

- Resin: Ist hier nicht mehr geeignet.
- Felltier: Testen Sie, ob ein Rollen noch möglich ist, falls es eher ein Nesteln ist, lassen Sie den Klienten machen, er ist damit in der Gruppeninteraktion dabei und im Gruppengeschehen.

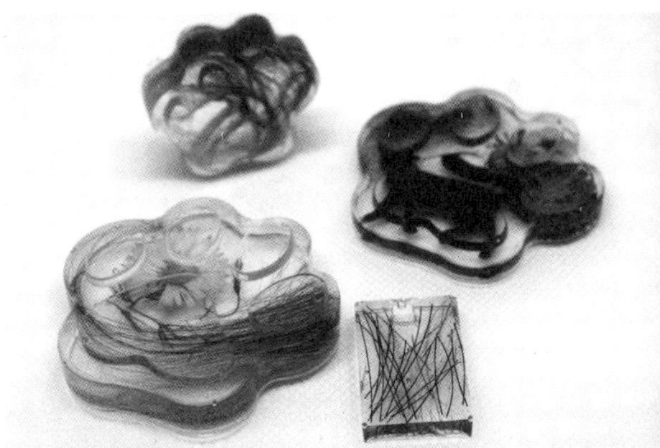

Abb. 4.23: Mit Resin kann man wunderschöne Erinnerungen für die Ewigkeit schaffen. Hier sind Hunde- und Katzenfell sowie Schweifhaar eines Pferdes verarbeitet.

5 Exkurs: Tiergestützte Therapie mit Hund in der Palliativmedizin

von Ewa Hadel

Meine tiergestützte „Reise" begann im Jahre 2014 im Zentrum für Palliativmedizin und Kinderschmerztherapie an der Uniklinik in Homburg/Saar. Tante Lisbeth und, ein knappes Jahr später, Fräulein Tilda (beide sind Golden-Retriever-Damen) wurden zu meinen treuen Begleiterinnen, meinen Partnern, meiner wichtigen Stütze. In diesem Jahr (2019) wurde unser Team durch ein süßes Parson-Russel-Terrier-Mädchen Waltraud, genannt Trudi, bereichert.

Ich habe die Erfahrung gemacht, dass zu manchen Menschen der eine und zu anderen der andere Hund besser passt. Meine Hunde haben grundverschiedene Arten, mit dem Wahrgenommenen umzugehen.

Tante Lisbeth ist ein wahres Pflaster für die Seele, ein Herz auf vier Pfoten. Sie ist für die Patienten da, gibt ihnen das Gefühl, ihre Ängste, Sorgen, Wut etc. zu kennen. Sie hat das Bedürfnis, all das auf ihre eigene Schulter zu nehmen, die Menschen zu entlasten, indem sie selbst seine Last mitträgt.

Fräulein Tilda ist genauso sensibel, hat jedoch eine ganz andere Herangehensweise. Sie ist der „Macher" – ganz nach dem Motto – „Ich weiß, wie es dir gerade geht, aber lass uns einfach das Beste daraus machen."

Durch die verschiedenen Verhaltensweisen der Hunde ist es möglich, noch besser auf die Patienten eingehen zu können.

Ich beschreibe meine Arbeit ganz bewusst als tiergestützte „Reise", denn das ist meine Erfahrung, dass sich hinter jeder Patientenzimmertür eine eigene Welt verbirgt, in die ich mit meinen Hunden eintauchen darf. Ich empfinde es als unglaubliches Glück und als wahnsinnige Bereicherung, dass die Patienten mich und meine Begleiter auf vier Pfoten in ihre Welt hereinlassen, ihre Welt mit uns teilen. Dabei ist der Hund der Schlüssel zu diesen Türen, der Türöffner in die Welt der spannenden, rührenden und nicht selten hoch emotionalen Geschichten. Der Hund begleitet mich dabei, er zeigt mir die Richtung und hilft mir, auf dem richtigen Weg zu bleiben.

In der Palliativmedizin begleiten wir Menschen mit Erkrankungen, die ihre Lebensdauer limitieren. Sie befinden sich in verschieden Stadien ihrer Erkrankungen, manche haben gerade erst von der Diagnose erfahren, manche haben noch Zeit vor sich, da die Erkrankung durch palliative Behandlungsmethoden, bspw. eine palliative Chemotherapie oder eine palliative Bestrahlung, in ihrem Progress aufgehalten werden kann; andere befinden sich auf den letzten Metern ihres Lebensweges. Wie alle Menschen sind sie Individuen in der von ihnen gelebten und erschaffenen Welt. Die Menschen, denen wir auf unserer täglichen „Reise" begegnen, sind ganz unterschiedlich, jeder hat sein Leben, seine Erfahrungen, seine individuelle Lebensgeschichte und einen ganz eigenen Charakter. Eins verbindet sie jedoch alle: Die (tiefe) Zuneigung und Liebe zu Hunden!

In meiner Arbeit steht diese Einzigartigkeit des Menschen im Vordergrund; in individuell auf ihn und seine Gesamtsituation abgestimmten Therapieplänen versuche ich, bei den Themen/Bedürfnissen anzusetzen, die für den Menschen aktuell im Vordergrund stehen.

Im Folgenden möchte ich auf verschiedene Aspekte meiner Arbeit eingehen, die meines Erachtens bei der Arbeit mit Palliativpatienten besonders bedeutend sind:

Krankheitsbewältigung. Jede Erkrankung, jedes Symptom erfordert von dem betroffenen Menschen einen Anpassungsprozess. Handelt es sich um eine chronische Erkrankung, muss ein Mensch sich damit auseinandersetzen, wie er sein Leben mit diesem Symptom gestalten kann. Eine palliative Erkrankung erfordert jedoch ein ganz besonderes Maß an Anpassung. Die Endlichkeit des eigenen Lebens steht (unmittelbar) bevor, fast alle Patienten berichten, dass ihnen mit der Mitteilung, dass die Erkrankung palliativ ist, der Boden unter den Füßen weggerissen wurde und nichts mehr so ist wie zuvor. Und obwohl die meisten Patienten sich so viel Normalität wünschen, wie irgendwie möglich ist, finden sie nur schwer dorthin zurück. Gespräche mit Angehörigen bleiben doch oft anders als vor Diagnosestellung, weil immer die Belastung des nahenden Abschiedes mitschwingt. Hier bringen die Hunde einen unvergleichlichen Vorteil mit: ihr hoher Aufforderungscharakter bindet die Aufmerksamkeit so stark, dass für den Moment der

Tiergestützten Therapie doch wieder so etwas wie Normalität hergestellt werden kann. Die enge Bindung, die zu dem Therapiebegleithund aufgebaut wird, bindet die gesamte Aufmerksamkeit, und alles andere kann für einen Moment vollkommen in den Hintergrund rücken.

Symptome, Nebenwirkungen von Erkrankung oder auch Therapie. Menschen mit palliativen Erkrankungen können an verschiedenen Symptomen leiden. Von Schmerzen über Übelkeit, Erbrechen, motorischen Defiziten bis hin zu Ängsten, Grübeln, depressiver Verstimmung oder kognitiven Defiziten. Hier erreicht der Hund ähnliche Effekte wie bei der Krankheitsbewältigung, denn es liegt in der Natur der Hunde, durch ihre positive Art die Aufmerksamkeit der Menschen auf sich zu ziehen. Durch ihren hohen Aufforderungscharakter gelingt es häufig, die Patienten von ihrer Übelkeit oder sogar ihren Schmerzen abzulenken. Die Patienten stellen oft beim Verabschieden fest, dass sie während der gemeinsamen Zeit überhaupt nicht an ihre Symptome gedacht haben. Sie haben die Übelkeit, die Schmerzen etc. schlichtweg ‚vergessen'! Dies gelingt durch Gespräche oder sonstige Ablenkung meist viel weniger gut.

Krankheitsbezogene körperliche Veränderungen. Was gerade im palliativen Kontext eine große Rolle spielt, ist die Tatsache, dass Menschen oft durch ihre Erkrankung oder die erfolgten Therapien körperliche Veränderungen erleben mussten, die sie im Umgang mit anderen sehr beeinträchtigen. Als Beispiel sei eine Patientin genannt, deren Unterkiefer aufgrund eines Mundbodenkarzinoms entfernt wurde. Sie schaffte es, in Begleitung des Hundes erstmals wieder ihr Krankenzimmer zu verlassen, konnte wieder mit anderen Menschen interagieren und zeigte sich selbstbewusst und glücklich. Ähnlich ergeht es Patienten mit exulzerierenden sowie stark riechenden Wunden oder anderen körperlichen Veränderungen wie Haarverlust, Gewichtsverlust usw. Der Kontakt zu Hunden kann hier unheimlich selbstwertstärkend wirken. Dem Hund ist es egal, wie man aussieht, ob man sich durch die Erkrankung optisch verändert hat, wie man gekleidet ist, ob man im Leben etwas erreicht hat und was. Für den Hund zählt das Hier und Jetzt, die Verbindung, die entsteht. Der Hund bewertet und kritisiert nicht, er nimmt den Menschen so wahr, wie er wirklich ist. Dies ist natürlich immer wichtig, bekommt jedoch im Fall einer palliativen Erkrankung eine ganz besondere Bedeutung.

Ängste. Ängste spielen bei einer palliativen Erkrankung eine sehr große Rolle. Der bevorstehende Tod wirft viele Fragen auf, einige davon müssen unbeantwortet bleiben, was Ängste verstärken kann. Einige Patienten haben große Angst davor allein zu sein. Auch andere Gefühle, die im Zusammenhang mit der palliativen Erkrankung stehen, werden vom Hund sofort wahrgenommen. Unsere zur Therapiebegleitung ausgebildeten Hunde sind hoch sensibel und emphatisch. Sie spüren mit ihren ganz feinen „Fühlern", was der Mensch gerade braucht oder was ihm fehlt. Es geschieht nicht selten, dass ich in eine Sitzung gehe und der Hund mir signalisiert, dass der Patient im Moment etwas vollkommen anderes benötigt als das, was von mir geplant war. Hunde können auf besondere Art Trost spenden, Verständnis zeigen und durch die körperliche Zuwendung ganz anders auf den betroffenen Menschen eingehen als andere professionelle Begleiter. Durch die körperliche Nähe, die der Hund dem Patienten anbietet, werden dessen Symptome sichtbar gemindert. Das Gefühl, verstanden zu werden und nicht allein zu sein, schafft eine besondere Bindung zwischen Patient und Hund.

Lebensbilanzierung. Egal, wo Menschen mit einer lebenslimitierenden Erkrankung stehen, sie sind eigentlich immer damit beschäftigt, über ihr eigenes Leben nachzudenken, eine Lebensbilanz zu erstellen. Wenn der Blick nach vorne durch Unsicherheit geprägt ist, ist der Blick zurück, der Blick auf besonders schöne Erlebnisse deutlich einladender. Hierzu laden die Hunde ein, was sich in Sätzen wie „Ach weißt du, Tante Lisbeth, ich wollte auch schon immer einen Hund haben …" oder „Ich habe auch mal einen Hund gehabt …" zeigt. Nach kürzester Zeit wird man in die Biografie der Menschen eingeladen. Es kann über lustige Erlebnisse mit dem eigenen Hund gelacht werden, der Patient kann erzählen, was er alles für seinen Hund getan hat usw.

Aber es kann auch über nicht so schöne Erlebnisse gesprochen werden. Patienten erzählen im Beisein des Hundes von Dingen, die sie bereuen, von Dingen, für die sie sich schämen oder von Dingen, die sie bereuen, nicht getan zu haben. Der Hund bleibt dabei an ihrer Seite. Er verändert seine Meinung nicht, auch wenn der Mensch seine Schwächen offenbart. Er spendet Trost und erlaubt dem Patienten so, einen Verarbeitungsprozess in Gang zu setzen. Der Kontakt zu Menschen an ihrem Lebensende ist häufig sehr intensiv, weil viele dieser Menschen ihre Fassade ablegen. Gerade im Kontakt mit dem Hund machen die Patienten die Erfahrung, dass sie sich nicht verstellen oder etwas darstellen müssen. Sie können authentisch und ehrlich sein und werden trotzdem, oder vielleicht auch gerade deswegen vom Hund gemocht und mit Zuneigung bedacht. Dies ist ein sehr wertvolles Geschenk, das seine Wirkung lange über den Kontakt entfalten kann.

Antriebsverlust. Viele Palliativpatienten erleben einen Verlust ihres Antriebs, einerseits ausgelöst durch die körperlichen Folgen der Erkrankung (bspw. Fatigue), aber auch aufgrund einer eher psychisch bedingten Resignation. Hier fällt mir das Beispiel eines 40-jährigen Patienten ein, der durch nichts und niemanden dazu zu bewegen war, sein Bett zu verlassen. Nach Einschätzung der Physiotherapeutin war er dazu durchaus in der Lage, aber er verweigerte jedwede Übung. Als ich den Patienten mit Tante Lisbeth besuchte, entschloss er sich zu einem Spaziergang auf dem Flur mit der Begründung, dass der Hund sich das wünsche.

Viele Palliativpatienten sehen nur noch ihre Defizite, ihre Gedanken kreisen um die Dinge, die schlechter geworden sind oder sogar gar nicht mehr gehen. Unsere Hunde dienen an dieser Stelle als wunderbare Motivatoren. Durch den Umgang und den Kontakt mit ihnen erleben unsere Patienten Selbstwirksamkeit, aber auch Würde durch Sorge für andere, in dem Fall den Hund. Wie gut tut es den Menschen, aus der Rolle des Patienten zu schlüpfen und dem Hund was Gutes zu tun … Es kommt nicht selten vor, dass ich in ein Patientenzimmer komme und sehe den uns bekannten Patienten, sonst resigniert im Bett liegend, an der Bettkante sitzen und das extra für den Hund bei den Angehörigen bestellte Obst klein schneiden. Er lächelt mich an und sagt „Ich habe schon etwas vorbereitet … Der Hund freut sich doch immer so sehr darauf." Dem Hund was Gutes zu tun, ihn zu massieren oder zu kämmen, gibt vielen Menschen einen neuen Sinn in ihrem Krankenhausalltag und die Gelegenheit, aktiv etwas zurückzugeben von der Fürsorge, die sie sonst passiv selbst erfahren.

Angehörige. Das Krankenhaussystem in Deutschland ist insgesamt sehr patientenzentriert. Das heißt, dass der Fokus der Behandlung auf dem Patienten liegt. Nicht selten werden die Angehörigen in diesem System nur eingeschränkt mit eingebunden, und verschiedene Angebote werden in erster Linie dem Patienten gemacht. Auch die Angehörigen fokussieren sehr stark auf den Patienten, ihre Aufmerksamkeit, ihre Sorgen richten sich mehr auf ihn als auf eigene Bedürfnisse. In der Palliativmedizin haben wir immer das gesamte System im Blick und versuchen aktiv, die An- und Zugehörigen mit einzubinden. Dies gelingt durch den Hund auf bemerkenswerte Weise, denn der Hund hat ein sehr feines Gespür für die Bedürftigkeit der Menschen.

Mir passiert es nicht selten, dass ich ein Krankenzimmer mit dem Ziel betrete, mit dem Patienten dort zu arbeiten. Der Hund widmet dann jedoch seine gesamte Aufmerksamkeit einer anderen anwesenden Person (z. B. der Tochter, dem Ehemann …).Diese Person reagiert oft überrascht und sagt so etwas wie „Du kommst zu mir? Mein Vater / meine Ehefrau ist doch dein

Patient / deine Patientin." Darauf erwidere ich „Ich glaube, der Hund hat entschieden, dass SIE ihn heute mehr brauchen." Was im Anschluss passiert, ist immer gleich: Der besagte Angehörige streichelt den Hund und weint. Vielleicht, weil er überrascht ist, dass seine Bedürfnisse erkannt werden, gerührt, weil seine gewollt starke Fassade für den Hund so leicht zu durchschauen ist. Und vor allem entlastet es ihn, weil auch er erleben darf, dass er und sein Befinden wichtig sind.

Der Hund liegt immer richtig in seiner Wahrnehmung, er weiß, wer in diesem Moment am meisten Unterstützung benötigt. Er bietet Entlastungsmöglichkeiten an, er ermöglicht, bekannte Muster zu durchbrechen, einfach ehrlich mit sich selbst und den anderen zu sein. Er macht die Mauern der Menschen durchlässig/transparent.

Familiengespräche. Ein weiteres Einsatzgebiet der Tiergestützten Therapie im palliativen Kontext sind Familiengespräche. Wie oben bereits erwähnt, werden in der Palliativmedizin Angehörige aktiv mit einbezogen. In diesen Gesprächen geht es um Informationsweitergabe bzgl. des Erkrankungsstandes (bspw. Progress der Erkrankung, Absetzen von Nahrung ...), aber auch um gemeinsam zu treffende Entscheidungen, bspw. die Klärung der Weiterversorgung (zu Hause, im Hospiz, ...).Solche Gespräche sind oft sehr belastend für alle Beteiligten, hoch emotional und anstrengend. Hier dient der Hund als hochsensible Stütze für ALLE anwesenden Personen. Er ermöglicht den Beteiligten, sich kleine ‚Auszeiten' während des Gesprächs zu nehmen, das Gesagte zu verarbeiten, während man den Hund streichelt. Dies ist dann auch ein Signal für den Moderator, der die emotionale Last dann auch thematisieren kann. Der Gesprächsverlauf kann so besser gesteuert, belastende Informationen können „dosiert" werden. Insgesamt beschreiben die Patienten und ihre Angehörigen, dass der Hund ihnen Halt gibt, in Gesprächen, in denen ihnen „der Boden unter den Füßen weggezogen wird".

Demenz. Bei an Demenz erkrankten Personen machen wir in der Begegnung ähnliche Erfahrungen wie bei Personen, die an anderen palliativen Erkrankungen leiden.

Hunde knüpfen nicht bei Erinnerungen, sondern bei Emotionen an. Wo die Erinnerungen verblassen, bleiben Emotion und Empathie einem Tier gegenüber bestehen.

Nachdem ich mich bei den Angehörigen vergewissere, dass einer Begegnung mit unseren Hunden nichts entgegensteht (bspw. Angst vor Hunden, schlechte Erfahrungen ...), beobachte ich oft bei an Demenz erkrankten Patienten, dass der Hund bei ihnen eine positive Reaktion auslöst. Ein Lächeln huscht über ihre Lippen, wenn es noch möglich ist, eine Hand wird zu einer Berührung ausgestreckt. Das Wissen, wie ein Hund gerne gestreichelt wird, ist oft intuitiv noch vorhanden, die an Demenz erkrankten Patienten widmen sich den Hunden mit großer Begeisterung. Nicht selten erzählen sie Geschichten aus ihrem Leben, z. B. Erfahrungen mit dem eigenen Hund, auch wenn sie vorher kaum noch kommuniziert haben. Manchmal entsteht der Eindruck, dass an Demenz erkrankte Personen im Kontakt mit dem Hund noch einmal in ihre Biografie eintauchen. Beispielsweise nennen sie den Therapiebegleithund oft mit dem Namen ihres eigenen Haustieres und „übertragen" Eigenschaften dieses gut bekannten Hundes auf ihn (Patient zu Tante Lisbeth: „Ja, da magst du ganz besonders gern gestreichelt werden, Hasso, gell. Das mochtest du als Baby immer schon gerne.")

Der Hund hat keine Erwartungen, er stellt keine Fragen, die die Defizite sichtbar machen, er fragt nicht „Erinnerst du dich?", „Weißt du noch?" oder ähnliches. Dem Hund ist es egal, mit welchem Namen man ihn anspricht, er ist froh über den Kontakt, den man zu ihm herstellt, die Zuneigung, die man ihm entgegenbringt. Die Liebe zu Hunden überdauert oft die Erinnerung.

Zusammenfassend lässt sich sagen, dass Tiergestützte Therapie im Rahmen von palliativen Erkrankungen die Lebensqualität der Patienten erhöht, sie von belastenden Gedanken oder Symptomen ablenkt – oft über den Kontakt

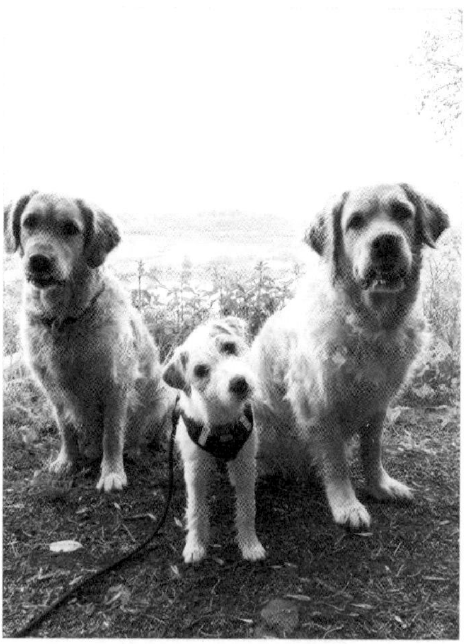

Abb. 5.1: Glückliche Therapiebegleithunde im Urlaub; Work-Life-Balance ist auch bei Therapiebegleithunden ein sehr wichtiges Thema, das nicht unterschätzt werden darf.

hinaus. Weiterhin kann ein Patient im Rahmen von Tiergestützten Kontakten trotz Erkrankung weiter vorhandene Stärken erfahren, Selbstwirksamkeit erleben und sein Würdegefühl durch die Möglichkeit, für jemand anderen zu sorgen, erhöhen. Der Hund setzt den Satz der Palliativbewegung kompromisslos um, der auf Cicely Saunders zurückgeht: „Du bist wichtig, weil du Du bist." Ich kann mich dabei ausnahmslos auf das feine Gespür meiner Hunde verlassen und wurde dabei noch nie enttäuscht. Ich sehe unsere Zusammenarbeit als eine Kooperation gleich kompetenter Partner, die sich auf eine wunderbare Art und Weise ergänzen.

Kontaktdaten:

Universitätsklinikum des Saarlandes
Zentrum für Palliativmedizin und Kinderschmerztherapie
Kirrberger Str. 100, Geb. 69, 66421 Homburg
Mail: zentrum.palliativmedizin@uks.eu
Homepage: uks.eu/palliativmedizin

Passwort für die Downloadmaterialien

Das Passwort zum Öffnen der Dateien unter www.reinhardt-verlag.de/de/downloads/ lautet: Tgl!DemenZ

Literatur

BAGSO (Bundesarbeitsgemeinschaft der Seniorenorganisationen) (2018): Leben mit Tieren in Pflegeeinrichtungen. Publikation Nr. 55. Bonn.

Bartels, A., Gaßner G. (2007): Wohnen mit Meerschweinchen. Stuttgart: Ulmer.

Beck, A. (2007): Meerschweinchen halten & pflegen, verstehen & beschäftigen. Stuttgart: Franckh-Kosmos.

Beetz, A., Riedel, M., Wohlfahrt, R. (2018): Tiergestützte Interventionen. Handbuch für die Aus- und Weiterbildung. München: Ernst Reinhardt.

Beetz, A., Hediger, K., Turner, D. (2016): IAHAIO Weissbuch 2014, Definition der IAHAIO für Tiergestützte Interventionen und Richtlinien für das Wohlbefinden der beteiligten Tiere. tiergestützte 1/2016, S. 32 ff.

Bergler, R. (2009): Heimtiere Gesundheit und Lebensqualität. Regensburg: Roderer.

Böser, B. (o. J.): Biografieheft – Album des Lebens. Waren: Eigenverlag.

Bundesministerium für Gesundheit (2016): Ratgeber Demenz. 11. Aufl. Frankfurt a. M.: Zarbock.

Czarnecki, S. (2016): Ehrlich motiviert! Positives Training mit Pferden. München: Cadmos.

Deutscher Tierschutzbund (2015): Tiergestützte Maßnahmen aus Tierschutzsicht. Bonn: Eigenverlag.

Drees, C. (2018): Pforte auf … TGI. Die möglichst freie Begegnung von Mensch und Tier. Worpswede: Eigenverlag.

Drees, C.(2010): Warum Hunde, die auf der Arbeit schlafen, einen guten Job machen oder Neuroception und ihre Auswirkung im tiergestützten Bereich. tiergestützte Therapie, Pädagogik und Fördermaßnahmen, Heft 3, S. 25 f.

Eilert-Overbeck, B. (2016): Katzen, Wohlfühlgarantie für kleine und große Schnurrer. 3. Aufl. München: Gräfe und Unzer.

Fischer, J. (2008): Stall und Käfig selber bauen. Bauanleitung: Der Nager-

Palast in 4 Größen für Kaninchen, Meerschweinchen & Co. Norderstedt: Books on Demand.

Größle, B. (2018): Wellensittiche: halten – pflegen – beschäftigen. Stuttgart: Franckh-Kosmos.

Gutjahr, A. (2017): Das Aquarium. Bunter Mikrokosmos unter Wasser. München: Gräfe und Unzer.

Hommel, B. (2018): Tiergestützt arbeiten – Demenz erfahren – Schülerprojekt mal anders: Lernen Sie ein neues Projekt in der tiergestützten Arbeit zu planen und umzusetzen, veranschaulicht am Beispiel des KiDeTi–Projekts. Dogs & Jobs Verlag

Konrad Lorenz Kuratorium, Forschungskreis Heimtiere in der Gesellschaft (Hrsg.) (o. J.): Zufrieden mit Katz und Hund. Formen gesundheitsfördernder und sozialer Wirkungen von Heimtieren auf den Menschen. Zürich; Hamburg

Julius, H., Beetz, A., Kotrschal, K., Turner, D., Uvnäs-Moberg, K. (2014): Bindung zu Tieren. Göttingen: Hogrefe

Kahlisch, A. (2015): 77 Arbeitsideen für den Besuchs- und Therapiehundeeinsatz. Nerdlen/Daun: Kynos.

Kahlisch, A. (2012): Tiergestützte Therapie in Senioren- und Pflegeheimen. Nerdlen/Daun: Kynos.

Kahlisch Markgraf, A., Grünig, T. (2018): Hunde in Kita und Vorschule. Nerdlen/Daun: Kynos.

Krowatschek, D., Theiling, U. (2012): Geschichten von der Fly. 2. Aufl. Dortmund: Borgmann Media.

Kurz, A., Freter, H.-J., Saxl, S., Nickel, E. (2018): Demenz. Das Wichtigste. Ein kompakter Ratgeber. 5. Aufl. Hrsg.: Deutsche Alzheimer Gesellschaft e.V., Berlin.

Linke-Grün, G.(2018): Zwergkaninchen. Wohlfühl-Heime gestalten. 13. Aufl., München: Gräfe und Unzer.

Müller, I. (2018): Clickertraining für Kaninchen, Meerschweinchen und Co. Stuttgart: Ulmer.

Nehen, H.-G. (2019): M. Alzheimer: Diagnostik und Therapie–Sachstand im Jahre 2019. Vortrag auf der „3rd Sino-German Geriatric Conference", Essen.

Offensive Gesund Pflegen (Hrsg.) (2015): Die andere Welt erkennen. Erfolgreiche Konzepte für die Pflege von Menschen mit Demenz. Broschüre. 3., überarb. Aufl. Dresden.

Otterstedt, C. (2018): PFERDE. Wissenswertes zu Pferden & Kreative Ideen rund um die Mensch-Pferd-Beziehung. Bunte Reihe/8. Berlin: Eigenverlag.

Otterstedt, C. (2017): HÜHNER. Wissenswertes zu Hühnern & Kreative Ideen rund um die Mensch-Huhn-Beziehung. Bunte Reihe/2. Berlin: Eigenverlag.

Otterstedt, C. (2017): HUNDE. Wissenswertes zu Hunden & Kreative Ideen rund um die Mensch-Hund-Beziehung. Bunte Reihe/3. Berlin: Eigenverlag.

Otterstedt C. (2017): Schafe. Wissenswertes zu Schafen & Kreative Ideen rund um die Mensch-Schaf-Beziehung. Bunte Reihe/0. Berlin: Eigenverlag.

Otterstedt, C. (2017): Tiergestützte Intervention. Methoden und tiergerechter Einsatz in Therapie, Pädagogik und Förderung. 88 Fragen & Antworten. Stuttgart: Schattauer.

Otterstedt, C. (2013): Demenz-Ein neuer Weg der Aktivierung Tiergestützte Intervention. Hannover: Vincentz.

Otterstedt, C. (2007): Mensch und Tier im Dialog. Stuttgart: Franckh-Kosmos.

Proske, M. (2018): Der Demenz Knigge. Frankfurt a. M.: corporate minds.

Robert Koch Institut (2003): Gesundheitsberichterstattung des Bundes, Heft 19: Heimtierhaltung – Chancen und Risiken für die Gesundheit. Berlin: Statistisches Bundesamt.

Schaerer, B. (2011): Mensch-Tier-Begegnungen mit Meerschweinchen und Hühnern in Alters- und Pflegeheimen. tiergestützte, Heft 1, S. 9.

Schwarzkopf, A. (2015): Tiere in Einrichtungen des Gesundheitsdienstes und der Pädagogik, 2. Aufl. Aura a. d. Saale: Eigenverlag.

Stockfleth, B. (2016): Praxisbuch Katzen-Clickertraining: Clicker-Basics und Tricks für jeden Katzentyp. Medical-Training für Pflege und Tierarztbesuche. Bebilderte Übungen Schritt für Schritt. München: Gräfe und Unzer.

Theby, V. (2018): Verstärker verstehen. Nerdlen/Daun: Kynos.

Theby, V. (2012): Clickertraining leicht gemacht. Nerdlen/Daun: Kynos.

Tiemann, M. (2019): Hühnerhaltung: das Hühner 1x1. Leipzig: Amazon Distribution.

Tierärztliche Vereinigung für Tierschutz (TVT) e.V. (2013): Mindestanforderungen an Katzenhaltungen. Merkblatt Nr. 43.

TVT e.V. (2013): Wellensittiche. Merkblatt Nr. 173.

TVT e.V. (2012): Stellungnahme zur Haltung von Fischen in Nano-Aquarien.

TVT e.V. (1999): Tierschutzwidriges Zubehör in der Hunde- und Katzenhaltung. Merkblatt Nr. 70.

TVT e.V. (o. J.): Nutzung von Tieren im sozialen Einsatz. Merkblätter zum Download unter https://tierschutz-tvt.de/alle-merkblaetter-und-stellungnahmen/#c304 (Abruf 26.11.19)

TVT Merkblatt Nr. 131: Tiere im sozialen Einsatz. (Dez. 2018)
TVT Merkblatt Nr. 131.01: Esel im sozialen Einsatz. (Aug. 2013)
TVT Merkblatt Nr. 131.03: Hühner im sozialen Einsatz. (Dez. 2019)
TVT Merkblatt Nr. 131.04: Hunde im sozialen Einsatz. (2018)
TVT Merkblatt Nr. 131.05: Kaninchen im sozialen Einsatz. (Sept. 2011)
TVT Merkblatt Nr. 131.06: Katzen im sozialen Einsatz. (Sept. 2011)
TVT Merkblatt Nr. 131.07 Meerschweinchen im sozialen Einsatz. (Dez. 2018)
TVT Merkblatt Nr. 131.08 Neuweltkameliden im sozialen Einsatz. (Apr. 2016)
TVT Merkblatt Nr. 131.09: Pferde im sozialen Einsatz. (Juni 2012)
TVT Merkblatt Nr. 131.11: Schafe im sozialen Einsatz. (Sept. 2011)
TVT Merkblatt Nr. 131.13: Ziegen im sozialen Einsatz. (Sept. 2011)

Vernooij, M., Schneider, S. (2018): Handbuch der tiergestützten Intervention. Wiebelsheim: Quelle & Meyer.

Weber, A., Schwarzkopf, A. (2003): Heimtierhaltung – Chancen und Risiken für die Gesellschaft. Gesundheitsberichterstattung des Bundes. Heft 19.

Wohlfahrt, R., Mutschler, B. (2017): Praxis der hundegestützten Therapie: Grundlagen und Anwendung. München: Ernst Reinhardt.

Wohlfahrt, R., Mutschler, B., Beetz, A. (2013): Rezension zu Hunde in der Sprachtherapie einsetzen. tiergestützte, Heft 3.

Wohlfahrt, R., Olbrich, E. (2014): Qualitätsentwicklung und Qualitätssicherung in der Praxis tiergestützter Interventionen. Wien/Zürich: ESAAT und ISAAT.

Zwenger, S. (2008): Der fahrbare Kaninchenstall: Voraussetzungen und Vorbereitungen für einen Kaninchenbesuchsdienst. Beitrag in dem Heft „Tiere öffnen Welten". Köln: Kuratorium Deutsche Altershilfe.

Bildnachweis

(Quellen, soweit nicht im Haupttext bereits angegeben)

Lisa-Christine Brüll: Abbildungen 3.19; 3.20; 3.22; 4.14; 4.16; 4.20

Martin Fischer: Abbildung 3.36

Ewa Hadel: Abbildung 5.1

Nicola Hagemann: Abbildung 4.7

Anja Ihme: Abbildung 1.2

Anne Kahlisch Markgraf: Abbildungen 1.1; 2.1–2.3; 3.1–3.5; 3.10–3.12; 3.14–3.17; 3.23–3.26; 3.28–3.32; 4.1–4.6; 4.8–4.13; 4.15; 4.17–4.19; 4.21; 4.23

Eva Kullmann: Abbildungen 3.8; 3.9; 3.13

Norbert Lorenz: Abbildung 3.34

Klaudia Tiemeshen: Abbildungen 3.18; 3.21

Petra Vollmers-Frevel: Abbildungen 1.3; 3.33; 3.37; 3.38

Reinhard Walter: Abbildungen 3.6; 3.7; 4.22

Onlinematerialien:

Anja Ihme: Fotos „Hund 1"; „Hund 3" bis „Hund 8"

Register

Leseprobe aus

A. Beetz / M. Riedel / R. Wohlfarth (Hg.): Tiergestützte Interventionen

Teil I: Grundlagen der Mensch-Tier-Beziehung und tiergestützter Interventionen

1 Geschichte tiergestützter Interventionen

Von Dennis C. Turner, Rainer Wohlfahrt, Andrea Beetz

Eine Beschäftigung mit der Geschichte tiergestützter Interventionen muss zwangsläufig mit der Geschichte des akademischen und praxis-orientierten Interesses an Mensch-Tier-Beziehungen in der angelsächsischen Welt beginnen. Seit Jahrtausenden profitieren wir Menschen – größtenteils unbewusst – von der Anwesenheit von und Kameradschaft mit Tieren.

Schon im neunten Jahrhundert integrierten Familien im Sinne einer „Therapie naturelle“ Tiere in die Betreuung von Menschen mit Behinderung. Im 18. Jahrhundert gaben im York Retreat Quäker psychisch kranken Menschen Tiere zum Versorgen, um die Selbstwirksamkeit zu fördern.

Trotzdem wuchs das formelle Interesse an der Mensch-Tier-Beziehung und ihren Konsequenzen für unsere Gesundheit erst ab den 1960er Jahren deutlich an. Impulsgebend waren die Publikationen von Boris Levinson (1962) und Sam Corson und Elisabeth O'Leary Corson (1978) in den USA, welche u. a. die Rolle eines Hundes in der kom-

reinhardt
www.reinhardt-verlag.de

munikativen Öffnung eines Patienten und beim Aufbau einer Beziehung zwischen Patient und Therapeut dokumentierten.

Seither gab es sehr viele Publikationen, z.T. anekdotische und populäre, z.T. wissenschaftliche, welche die Bedeutung und Wirkung von Heimtieren auf Menschen teils sehr gepriesen haben. Das öffentliche Interesse an „Tieren als Co-Therapeuten" war enorm und kam über den Atlantik nach Europa und (später) über den Pazifik nach Asien. Verschiedene Organisationen mit Besuchstieren wurden gegründet, die erste und bekannteste war die Delta Society (nun Pet Partners) in den USA, im deutschen Sprachraum folgten etwa Tiere helfen Menschen e.V. in Deutschland, Tiere als Therapie (TAT) in Österreich und der Verein Therapiehunde (VTHS) in der Schweiz.

Doch die human-medizinische Fachwelt und die Gesundheitsministerien waren skeptisch bis zum Erscheinen einiger wegweisender Veröffentlichungen in Fachzeitschriften, die Gesundheitseffekte von Heimtierhaltung untersuchten, wie zum Beispiel: Friedmann et al. (1980), Baun et al. (1984), Serpell (1991), Anderson et al. (1992) und Friedmann und Thomas (1995).

Als erstes reagierte das US Gesundheitsministerium (National Institute of Health, NIH) mit einer Konferenz, respektive einem ‚Technology Assessment Workshop' über die gesundheitsfördernden Wirkungen von Heimtieren (US National Institutes of Health, 1987). Diese Konferenz kam schon damals zum Schluss, dass es genügend Evidenz für gesundheitsförderliche Wirkungen gibt, um weitere Forschung zu initiieren. In der Folge wurden viele Forschungsprojekte, wie auch die Gründung der wichtigsten Gesellschaften auf dem Gebiet der Mensch-Tier-Beziehung, von der Heimtiernahrungsmittel-Industrie, allen voran von Mars Petcare/Waltham, finanziell unterstützt. Im Jahr 2008 gingen dann das US National Institute of Child Health and Human Development, eine Unterorganisation des NIH, und das National Institute of Nursing Research eine Public-Private-Partnerschaft mit dem Waltham Centre ein, um Forschung zur Mensch-Tier-Beziehung offiziell zu fördern. Die Auswahl der Projekte unterlag ab diesem Zeitpunkt den strengen Anforderungen des NIH, welches die Projekte auch größtenteils finanziert.

1990 war ein wichtiges Jahr für das Fachgebiet „Mensch-Tier-Beziehungen", da in diesem Jahr die International Association of Human-Animal Interaction Organizations (IAHAIO; www.iahaio.org, 08.06.2018) in Toronto gegründet wurde, welche ursprünglich zwölf nationale Organisationen umfasste. Heute zählt die IAHAIO fast neunzig Mitgliedsorganisationen, die weit über 100.000 Mitglieder rund um die Welt vertreten.

(...)